suncolor

suncolor

腦科學博士的
高效入眠法

結合睡眠科學＋ASMR 聽覺療癒
讓你心安好睡

腦科學博士暨腦神經科臨床醫師 鄭淳予／著

suncolor 三采文化

目錄

chapter 2

到底為什麼睡不好
睡夢中的干擾和異常現象

作者序

讓我們一起心安地「睡得跟豬一樣」吧！

「睡好」！不但可以提升免疫功能，對抗流感、肺炎病毒和各種感染！更能幫助我們遠離失智，降低中風、心臟病和死亡風險，這是我撰寫這本書的最大心願：**願天下人和我，都能一起睡飽、睡好、睡滿！**

我希望這不只是一本睡眠知識書，而是一份真正可以帶給你「改變」的力量，透過「理解」和實際「強化改善」每一天的睡眠，進而讓生活循序漸進步入正軌，讓身心平衡穩定，讓渾沌的大腦順暢運行，讓疼痛和衰老遠離，讓我們有能量面對日日的挑戰！

「睡不好」簡簡單單三個字，睡得好卻愈來愈困難，睡前焦慮和睡眠拖延現象愈發嚴重，十個台灣人中就有一位深受慢性失眠所苦，為什麼？

作為一位長期第一線接觸各種失眠病人的神經科醫師，我從大量的看診和臨床經驗中發現，失眠這個問題必須要從各種層面去破解，才有可能精準改善，所以這是第一步：**我想要透過23個失眠病人的故事，帶你一起「理解」我們到底為什麼會失眠？**這23則故事，背後隱藏著23份心事、23個人生的難關，而唯有了解失眠的各種樣態及可能造成的影響，我們才能夠解開睡眠迷思，深入解碼睡眠知識，啟動改善失眠的第一步！（本書故事中之主角，皆經過化名處理及去識別化，以保障個人隱私）

不只是對睡眠科學的闡述，在這本書中，**我最想帶給你的是「強化」好眠和「改善」失眠、淺眠的有效實踐技巧**，針對各種失眠類型和相異的個人背景特質，適用的方法和需求都不同，因此我在書中更精確地提供改變和調適生活的細節，只有如此，才能真正幫助你獲取實際的改變！

從**「醫學」**的角度分析，各種慢性病和情緒障礙，像是焦慮和憂鬱的罹病率節節攀升，這些問題都會導致睡眠障礙的發生；從**「腦科學」**的角度分析，我們大量使用電子產品和仰賴「視覺」觀看螢幕的生活型態，長時間光線的刺激，大大影響了生理時鐘的穩定性，造成日夜節律的紊亂；從**「哲學和社會科學」**的層面思考，網路和科技的發達，使得一切生活、工作、人與人的互動關係瞬息萬變，生活的快節奏和高張緊繃，終究使得我們自我覺察的時間和能力都不足，所以我們開始心慌、焦躁。

而睡眠的首要條件，就是「心安」，若我們的心無法安定，就容易在睡前開始產生焦慮，思緒翻攪，明明身體累了，大腦卻靜不下來！

最終，這些問題對身心的干擾，使得我們體內的褪黑激素和壓力荷爾蒙分泌失調，同時造成自主神經系統，交感和副交感神經系統的失衡，我們開始想睡卻睡不著、半夜淺眠頻尿、多夢、早醒！

而針對各種情況，我們都有相對應可以實踐的調適方法，在書中每一則故事的最後，都一定會附上，**我從大量腦科學證據和看診經驗中，萃取出來的有效「好眠 Tips」**。

「心安」是好睡的第一要件！我們需要讓自己能安定身心和慢下來的方法，我們需要能夠取代大量視覺刺激的媒介，這是一般醫藥做不到的，因此多年前我開始積極地找尋和思考，有什麼更好的辦法能夠幫助失眠的社群？

在臨床上和病人一起磨合和探索的過程，我發現**「聽覺聲音療癒」**是一種方便又有效的途徑，一開始為容易焦慮緊繃的病人錄製「呼吸練習放鬆引導音頻」，成為了許多人睡前培養睡意和舒眠的必備良藥，於是我進一步開始錄製書中**「ASMR 大人的睡前療癒故事」**，這是我為大家製作的深夜播客，特別設計給在夜晚或睡前需要放鬆和舒緩的人聆聽的 Podcast 節目；我也利用 ASMR 聲音療癒的概念和原理，將「輕柔的耳語、感受自己被特別關注的內容、清脆清楚的聲音、緩慢規律的片段」這些要素，導入睡前故事和**「ASMR 生活環境音」**的製作！（在本書「ASMR 讓大腦愉悅、療癒的聲音」章節，我也詳述了 ASMR 的概念和相關的科學研究）

這都是在這本書中我為大家準備的睡前療癒聲音，希望能透過這些生活中迷人的聲響，幫助失眠的人試著利用聽覺的感受，慢慢找回自我覺察的時間和能力，讓身心再度平靜和穩定下來，順勢推動好眠的力量！**大人的睡前故事和生活環境音都可以利用書中隨附的 QR Code 行動條碼，一鍵掃描聆聽！**

好睡是需要下功夫「練習」的！唯有將睡眠當作生活第一優先的大事，將每日睡前的身心放鬆儀式和準備工作做好，我們才有可能真正睡得飽、過得好！這些有科學實證的方法和臨床經驗，我都一一為大家梳理後統整在本書中，期待能夠幫助你重獲好眠人生！

睡好往往比吃好更重要！讓我們一起安心地「睡得跟豬一樣」吧！

鄭淳予

「ASMR」讓大腦愉悅、療癒的聲音！

我長期關注能幫助睡眠跟療癒大腦的各種方法，最近幾年，網路上興起一個新興的行業「聲音療癒師」，光是在 YouTube 上播放生活音或環境音，包括梳頭髮、撫摸床單、寫字、捏碎洋芋片、揉塑膠袋、手指輕敲桌面、對著麥克風輕語，或者是大吃脆皮炸雞的聲音，就獲得了上百萬名粉絲的追蹤，隨選隨播的廣播音頻「Podcast 播客」也變成熱門的媒體平台，各式聊心理、科技、新聞、文化歷史、說書的節目大量湧現，代表著有許多人真的透過這些「聲音」和「聽覺」享受得到了療癒，這些日常生活中常被忽略的小聲音有什麼魔力？先不論這些聲音到底能不能對你產生作用，我們一起來了解，為什麼「ASMR」受到了這麼多人的關注呢？

「聽覺」刺激能帶給我們酥酥麻麻的幸福感

你也曾經歷過這種「聲音療癒體驗」嗎？「就像有人在耳朵邊輕語時，頭皮會出現一種酥酥麻麻的感覺」或是靜心聆聽貓咪咕嚕嚕的撒嬌聲、閉起眼睛聽著窗外雨滴落在屋簷上滴滴答答的聲音、鉛筆在粗糙的紙上寫字沙沙沙的書寫聲，有人形容聽到這些聲音的當下，心中會充滿溫暖、平靜，甚至有一種酥麻感遍布頭皮，最後留下一種滿足、療癒的感覺，這種感覺開始在近幾年被稱為 **ASMR（Autonomous sensory meridian response 自發性知覺經絡反應），又稱「自發性知覺高潮反應」**。

ASMR 是什麼？

直到最近幾年，科學領域才開始出現一些 ASMR 的相關研究，透過腦部功能和影像監測、量表分析，試圖去找出 ASMR 到底引起了什麼樣的生、心理效應？

ASMR 被定義為一種受到特定聽覺、視覺或感官刺激所觸發的身心反應，聽覺的影響通常大於視覺，每個人的 ASMR 觸發點都不同，因此同一種聲音對不同人會引起不同的強弱反應，有些人會產生類似冥想時愉悅而平靜的感受。

一些小型的研究指出，當 ASMR 機制被觸發時，大腦下視丘會分泌催產素等讓我們感覺放鬆和美好的激素，美國 Shenandoah 大學生理學教授 Craig Richard 從演化生物學的角度來探討 ASMR，認為會引發 ASMR 反應的聲音、畫面，和人類在嬰兒時期被撫慰的記憶相似，不過這個論點，仍舊尚未被進一步證實。

ASMR的相關研究

有不少人會將聆聽或觀看 ASMR 影片當作放鬆的方式，甚至做為改善失眠、焦慮、憂鬱的方法。於是二〇一五年英國 Swansea 大學進行了一項研究，募集了四百七十五位的受試者，年齡範圍從十八至五十四歲，希望用科學量化的分析，找出ASMR對身心的改變是什麼？

研究發現，受試者中，有八成的人會利用ASMR來幫助他們睡眠，有七成的人則會利用ASMR幫助他們面對壓力、舒緩情緒。這些受試者認為最有效的五個觸發因素包括：**「輕柔的耳語、感受自己被特別關注的內容、清脆清楚的聲音、緩慢的動作，或聽見看見重複規律的片段」。在情緒方面，經過憂鬱量表分析，也顯示ASMR有助改善受試者憂鬱情緒，此外，ASMR也可舒緩慢性疼痛所帶來的不適感。**

二〇一九年加拿大心理學家以功能性核磁共振檢查，觀察受試者感受ASMR時的腦部變化，發現ASMR發生時，受試者與專注力、聽覺、情感相關的腦區神經活化度增加，而沒有出現ASMR的對照者，即使觀看相同影片，也不會出現神經活性的變化，這顯示了ASMR可能不僅僅是情緒現象，也真實引發了感官和專注力相關的腦部反應。

小提醒，ASMR目前欠缺科學實證，記得將它當作一般的放鬆輔助即可，千萬不要相信具有療效的課程或收費療程，若有長期失眠或情緒問題，也要適時尋求專業醫護的協助！

用 ASMR、Podcast 聲音療癒自己

雖然 ASMR 相關的研究尚未成熟，不過全球已有越來越多人將觀看或聆聽 ASMR、Podcast 廣播音頻當成放鬆、助眠的方式，不妨給自己幾分鐘，戴上耳機，找一部自己最「有感」的 ASMR 影片，或是你聽起來最舒服的 Podcast 廣播音頻節目吧。

像是書中的「**ASMR 大人的睡前療癒故事**」，是我為大家錄製的深夜播客，適合大家在夜晚或睡前需要放鬆和舒緩時聆聽的 Podcast 節目，另外，「**ASMR 生活環境音**」的影片，也是我為你準備的睡前療癒聲音，試著利用聽覺的享受，體驗放鬆、療癒的感覺，慢慢找到自己生活中迷人的聲響！為了避免手機藍光抑制褪黑激素分泌，**因此在睡前，建議可以閉上眼睛、用聆聽聲音的方式最棒！**

隨選隨播的睡前廣播 Podcast——鄭淳予的深夜播客，陪你心安入睡！

以往收聽廣播，我們總是無法選擇自己喜歡的收聽時間或節目，就像以前收看電視，電視台播什麼我們就只能看什麼，所以後來有了 YouTube，就像是手機裡的電視台，但你多了選擇自己想看的節目和隨時觀看的自由。同樣的，**「Podcast 播客」就是你手機裡的廣播電台**，我們便可以依照自己的興趣，在夜晚或是睡前挑選能讓自己放鬆跟療癒的節目收聽，而且這些節目目前都是可以免費收聽的。

如果是 Apple iPhone 手機，我推薦大家可以用手機內建的「Apple Podcast」這個 App 收聽，裡面有各式節目可以挑選、免費訂閱，如果是 Android 安卓手機則可以利用「Google 播客」也就是 Google Podcast 收聽。或是你也可以下載一些好用的 Podcast 平台軟體，像是：SoundCloud、Spotify 等等也是我常用的收聽介面。

各個介面中有許多比較成熟的節目，其中如我為大家錄製的「**鄭淳予的深**

夜播客」，在上述的這些平台和軟體都搜尋得到，並且定期更新，免費收聽。

深夜播客是我為大家準備的大人睡前故事，希望用更溫暖療癒的內容陪伴你，讓我為你說故事，成為你的 Storyteller 說故事的人，一起度過夜晚時光，陪你心安入睡！

鄭淳予的深夜播客

Apple 手機收聽

Android 手機收聽

chapter

1

好眠迷思

你真的做對入睡準備工作了嗎？

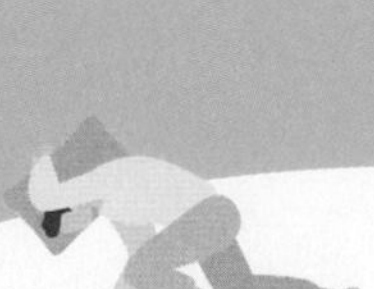

1

身體好累，大腦卻轉不停，睡前焦躁不安，愈想睡愈睡不著！

最近常常發生胸口像被大石壓住一般的疼痛，喉頭也常感覺有異物感，但去了心臟科跟耳鼻喉科做了許多檢查，醫生都查不出什麼大問題？

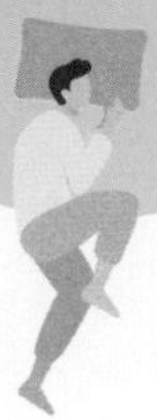

王太太的打扮雍容華貴，氣質溫柔嫻淑，講話總是輕聲細語，這天，他來診間找我，因為最近常常發生胸口像被大石壓住一般的疼痛，喉頭也常感覺有異物感，但去了心臟科跟耳鼻喉科做了許多檢查，醫生都查不出什麼大問題，於是建議他轉診到其他科尋求幫忙。

他剛進診間，我就注意到從他堅強的外表下所透露出來的疲態，還有他僵硬、緊繃的肩頸，他整個人聳肩、駝背地很厲害，於是當我更深入地詢問他睡眠和平常休息的狀況，沒想到，他竟然簌簌地哭了出來，就像打開的水龍頭，眼淚一直拼命掉，他十分不好意思地一直說抱歉，覺得很難為情，我遞給他幾張衛生紙，要他別擔心，先好好地哭，我笑說：「我這診間可是有魔力的，不少人的淚腺一進診間就像被魔法啟動一樣，你不是第一個不經意大哭的，別擔心！」

待他慢慢冷靜下來，他開始告訴我，其實無法好好睡眠跟休息的問題已經困擾他將近十多年了，結婚後就開始幫忙先生家裡的事業，負責公司的帳務及客戶間的聯繫，責任繁重，每天都需要接上十幾二十通電話處理事務，時常只有靠咖啡及零食、飲料度過白天。晚上七、八點回到家後又必須照顧兩個小孩，還要趕緊張羅小孩、先生的晚餐及隔日的便當，待小孩上床睡覺，就又要開始清潔碗盤及整理家務，結束已經是凌晨一、兩點左右，好不容易到了休假日，還要陪公婆及爸媽，他說自己就像是二十四小時從不關機的電腦。

最近開始，每天都覺得異常疲累，起床後往往還是感覺倦怠，上班開始會出錯，有時候登錯帳或記錯客戶的需求，搞得一團亂，也讓先生開始對他不諒解。偏偏晚上睡覺時，明明身體已經累壞了，眼皮都睜不開，但腦子就一直在翻攪及擔心明天的待辦事項，擔心東擔心西，往往胸悶心悸、呼吸不順、喉頭被掐住的感覺，就是在這個時候發生，導致他睡前開始習慣性地焦躁不安，明明累了卻怎麼樣都睡不著。

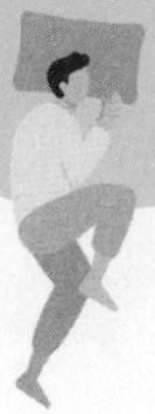

身體累了原本應該能好好入睡，但時常我們的大腦跟精神狀態已經無法順利在睡前舒緩和放鬆，導致入睡困難或睡眠不安穩，**你也曾因為這樣導致白天慢性疲勞，感覺怎麼睡都充不飽電嗎？**

在過去的保守時代，沒有人敢說出自己的疲勞，甚至還推崇阿信精神，好像坦承自己被疲勞所苦，是不風光的表現，但現在我們真的要好好重視疲勞的議題了，因為這可能是傷身又傷腦的「慢性病」，正在我們身上肆虐的結果！

什麼叫做慢性疾病呢？慢性疾病廣義的定義，就是身體不適的問題已經持續一年以上，而且這已經影響到你的日常生活，包括工作社交與人際關係，且需要醫療上的協助與照護！**所以慢性疾病不只是大家熟知的糖尿病、高血壓及癌症而已，還包含了情緒及睡眠上的障礙**，舉凡睡眠不足、入睡困難、淺眠頻尿、情緒低落焦躁、身體疲倦無力、容易健忘失神，都是現代文明的慢性病。

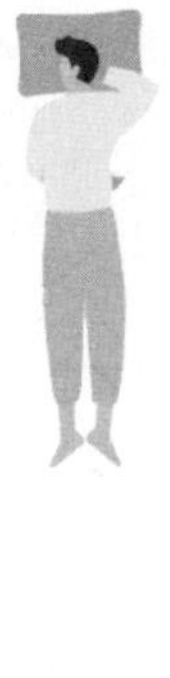

美國疾病管制與預防中心（Centers for Disease Control and Prevention）統計發現：美國有高達六成以上的人，都伴隨著慢性的疾病問題，甚至有兩成的人，會同時患有兩項以上的慢性病。為什麼慢性病會如此大流行呢？這和我們現今的生活、工作型態和飲食、作息，都有很大的相關性，**而這些每日累積的情緒及壓力反應，會引起我們體內一個很重要荷爾蒙的分泌失調，就是俗稱「壓力荷爾蒙」的「皮質醇」**。

壓力荷爾蒙的分泌三階段

我們可以這樣比喻，皮質醇（Cortisol）就像是在我們體內，**自然分泌的天然類固醇**，根據我們的日夜節律和生理時鐘，它在我們身體中的分泌曲線是動態變化的。

▼**皮質醇正常分泌狀態**：正常的皮質醇分泌曲線，早上是濃度最高的時段，協助我們在早晨甦醒，以及讓我們有戰鬥力去面對日常活動及周邊環境的

變化，到了下午，皮質醇濃度就會開始慢慢地下降，直到晚上，就會降到最低點，讓身體準備放鬆入睡。**（如圖1的藍色曲線）**

▼皮質醇的壓力分泌狀態：在我們遇到壓力刺激時，中樞神經系統會傳遞訊息給下視丘，活化內分泌及交感神經系統，進而引發一連串的壓力生理反應，當壓力成為慢性時，也就是持續時間過久，譬如超過三到六

圖1：壓力荷爾蒙的分泌三階段

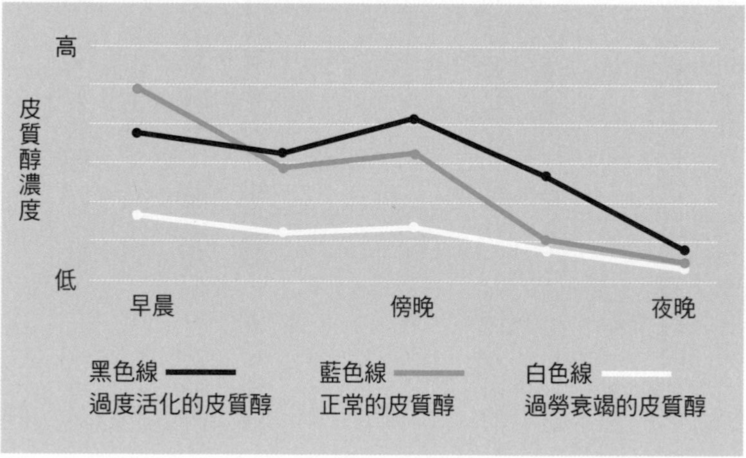

個月都處於高張的緊繃生活，這個調控血中「內生性」類固醇的「下視丘—腦下垂體—腎上腺傳遞軸線（Hypothalamic-pituitary-adrenal axis）」，將持續過度活化，**就如圖中的黑色曲線**，皮質醇分泌異常的結果，到了夜間，濃度無法順利下降，**所以你會一直處在身體很亢奮的狀態，甚至感覺到焦躁，也會開始反覆出現晚上無法放鬆或是睡眠的障礙**，進而不斷地惡性循環。

近年研究更發現，當皮質醇濃度超標時間太久，會對海馬迴（Hippocampus）產生神經毒性，產生氧化壓力及β類澱粉蛋白毒性，**導致大腦記憶中樞的神經退化，這個機轉，特別是與阿茲海默症的發生息息相關**。

▼**皮質醇的過勞衰竭分泌狀態**：如果壓力狀況長期無法緩解，譬如像王太太這般積年累月的消磨和忍耐，再來皮質醇的分泌曲線就會變成圖中的白色曲線，也就是 **Burn-out 的過勞衰竭狀態**，**這就像是蠟燭燃燒殆盡**，這樣的人從

早到晚，皮質醇濃度都會處在很低的狀態，這也就是為什麼有些人會產生**慢性疲勞症候群，導致怎麼睡都睡不飽的窘境**，不管在白天或是晚上，整天毫無能量、情緒憂鬱、低落，厭世、無精打采，大腦像處在濃霧中，**腦霧（Brain fogging）的情況導致專注、記憶、思考力退化**，體內的生理時鐘和日夜節律會大亂，晚上有時候焦躁到完全睡不著，有時候卻必須睡上一天一夜，也不見得能夠恢復精神。

除了整日疲勞、睡眠障礙外，長期壓力調適不良，皮質醇 Burn-out 過勞狀態，還會引起體內代謝和腦心血管功能的失衡，導致肥胖、糖尿病、高血壓、動脈硬化的風險增高，這都會導致未來產生中風、心臟病跟失智的機會大大地提高。這就是為什麼，慢性疲勞和睡眠障礙千萬不能忍耐的原因，因為它們正在威脅你的身心健康和預期壽命！

好眠Tips

❶ **調整生活型態：**劃分自己的時間及空間，讓自己有專屬的放空時間，睡前至少兩到三小時就要開始準備放鬆，不要讓自己到睡前最後一秒都還在忙家務或公事，睡前一直滑手機看 Line、看 Email，只會讓舒眠的情緒和褪黑激素跑光光。

❷ **給自己一個睡眠準備黃金期：**睡前可以養成固定的放鬆儀式，譬如固定聽半小時到一小時療癒舒緩的音頻廣播，搭配一些輕柔的按摩、伸展運動，或是練習放慢呼吸，幫助自己靜心。

❸ **本書內的大人睡前故事：**就是我為大家準備的睡前療癒音頻，內容設計適合睡前或夜晚聆聽，可以在書中掃描 QR Code 聆聽，每段都有三十到六十分鐘，聽著聽著，聽到睡著也很棒。

❹ **將睡眠列為生活第一要事：**確保自己至少有七至九小時的完整睡眠，不要事

事都犧牲睡眠來成全，晚睡又早起，甚至睡眠破碎分段，都是會對大腦和身心狀態產生不好影響的習慣。

5 **學習與壓力共處：**可以試著擬定更周全的工作、生活、睡眠與飲食計畫，更好地照顧自己的身心，利用規律的時間規劃，降低預期性焦慮及情緒緊繃的情形，最重要的是，面對不合理的要求時，學會保護自己，勇敢說「不」。

6 **當出現整日疲憊感、無法專注、情緒低落沮喪，甚至影響到工作或生活狀況時，千萬不要用忍耐來度過，反而要開始注意生活中最基本的睡眠和飲食需求，是不是長期都被自己忽略了。**避免攝取精緻甜食、加工食品、大量酒精，這些都會讓身體更疲勞，每天三十分鐘的有氧運動，像是慢跑、騎單車或快走，也可以增加腦內啡、血清素濃度，讓我們對壓力的耐受性提高、焦慮感下降及愉悅感上升。

2

酒精助眠！喝到成癮，最後還是失眠！

他說：「喝酒不但可以讓我放鬆緊繃的情緒，喝得微醺、昏昏沉沉時，也幫助我好入睡，一舉兩得呀！」

陳經理是業務商場上的超級女強人，即使快要四十五歲了，但整天還是像停不下來的陀螺一樣到處轉，喬不定的事情，同事總是請他出馬，大姐頭的個性也總是二話不說、兩肋插刀，為了事業和朋友的大小事蠟燭兩頭燒，常常到了晚上十一、十二點都還在接電話、回 Line，到了凌晨，往往已經精疲力竭、腰痠背痛，拖著疲累的身軀，好不容易可以躺床休息，卻發現自己的腦袋還像過熱的電腦跑不停，身體明明累了，大腦卻無法關機，白天的思緒一直衝進腦海。

於是，睡前喝一杯，開始變成了每天最期待的時刻，他說：「喝酒不但可以讓我放鬆緊繃的情緒，喝得微醺、昏昏沉沉時，也幫助我好入睡，一舉兩得呀！」就這樣，這半年來，從睡前一、兩罐台啤，慢慢喝到半瓶葡萄酒，他來門診找我的時候，已經必須要喝到半瓶高粱才能稍微入睡，但睡睡醒醒的狀態持續到凌晨三點多，就再也睡不熟了，而且這之中還不斷地因為頻尿一直起床跑廁所。

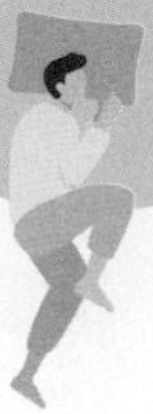

一抽血不得了，長期的酒精助眠，使得肝臟指數全都偏高，產生酒精性肝炎，收縮血壓更高達一八〇至一九〇毫米汞柱（正常值為小於一二〇毫米汞柱）。這樣的狀況讓他不但需要更多的酒精才能幫助入眠，而且一旦不喝酒，不僅整晚無法睡覺，更出現雙手發抖的現象。

你不好睡的時候都怎麼解決呢？喝酒真的是一個好方法嗎？還是只是讓你的失眠陷入另一個惡性循環呢？

睡眠解碼

從不喝酒就已經會產生手抖症狀的狀況來看，我們其實可以看出陳經理其實已經產生酒精成癮了，不喝酒就會有「戒斷症候群」的狀況，時常發生手抖、心悸、或是焦躁的症狀。

很多失眠的人害怕吃藥，就會利用喝酒來幫助入眠，研究證實，**睡前喝酒雖然能縮短入睡時間，但是幾乎沒有辦法讓我們深眠，而到了後半夜，酒精的效用逐漸消失後，就會引起多夢，甚至是失眠**。

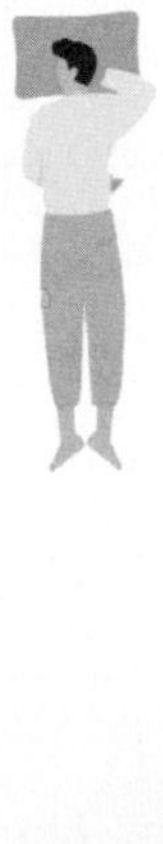

不建議喝酒入眠，是有科學根據和原因的

▼酒精喝下肚之後，雖然會加速昏沉入睡的速度，睡眠初期似乎比較深層，但卻會同時刺激交感神經活性增加，提升體溫和心跳，**讓我們的總體睡眠變得**

不完整和不安穩，甚至在後半夜因為酒精的效用逐漸消失後而早醒。

▼腦霧（Brain fog）的消除，包括健忘失神的恢復、記憶的鞏固，跟大腦會在睡眠時進行的廢物清除作用，都跟深層安穩的睡眠有關。**而在酒精作用下，會讓大腦的這些記憶鞏固作用弱化**，這樣的睡眠其實對我們腦神經系統的休息和修復十分不利。

▼大腦的部分神經元末梢存在興奮性神經傳導物質——麩胺酸（Glutamate），長期酒精濫用會導致麩胺酸過度分泌，神經元就會過勞凋亡，造成腦部細胞損傷，除此之外，酒精也會引起營養缺乏及肝臟損傷。

▼在我們睡眠時，身體會分泌「抗利尿激素」，讓我們在睡覺時尿量下降，不會一直想要上廁所，而喝酒後，**酒精會間接抑制這種抗利尿激素的分泌，讓我們變得頻尿**，因此深夜不得不起床上廁所，干擾正常睡眠。

▼酒精會使我們喉頭的肌肉過度放鬆，會導致睡眠時打鼾，甚至是加重睡眠呼吸中止的現象。

愛喝不用忌口，但要小心每周飲酒量

二〇一八年發表在《Lancet》期刊的大型研究，探討酒精攝取量和「壽命」之間的關係，從接近六十萬名飲酒者的數據分析看來，**科學家建議每週的酒精攝取量：別大於一百毫克，不然就有可能減短未來壽命，也就是每週的飲酒量要盡量限縮在約五～六杯葡萄酒之內。**

好眠Tips

❶ 平時小酌怡情養性是好事，但千萬別「睡前喝酒」當作催眠劑使用，一不小心就會上癮，還會因此淺眠、頻尿，更難好睡。這時候往往除了失眠仍然存在，我們還得想辦法戒酒，問題一個頭兩個大，得不償失。別害怕因為失眠看診，錯過治療的好機會。

❷ **睡前三到四小時要避免飲用酒精及咖啡因飲料，可以試試在睡前喝些熱的草**

本茶、豆漿來取代，若有應酬需要，記得喝酒時搭配大量溫熱白開水，幫助酒精代謝。

3 長期睡眠不良加上酒精成癮，也會導致腦部和心血管功能異常，血壓竄高，動脈血管彈性硬化，增加中風跟心臟病的風險，有可能會罹患難以控制的高血壓。

4 如果你有長期疼痛問題，包括慢性頭痛或腰痠背痛，也要小心酒精的神經刺激性，這會誘發你的疼痛發作，起床後不但沒有神清氣爽，反而肩頸腰背更加僵硬痠痛。

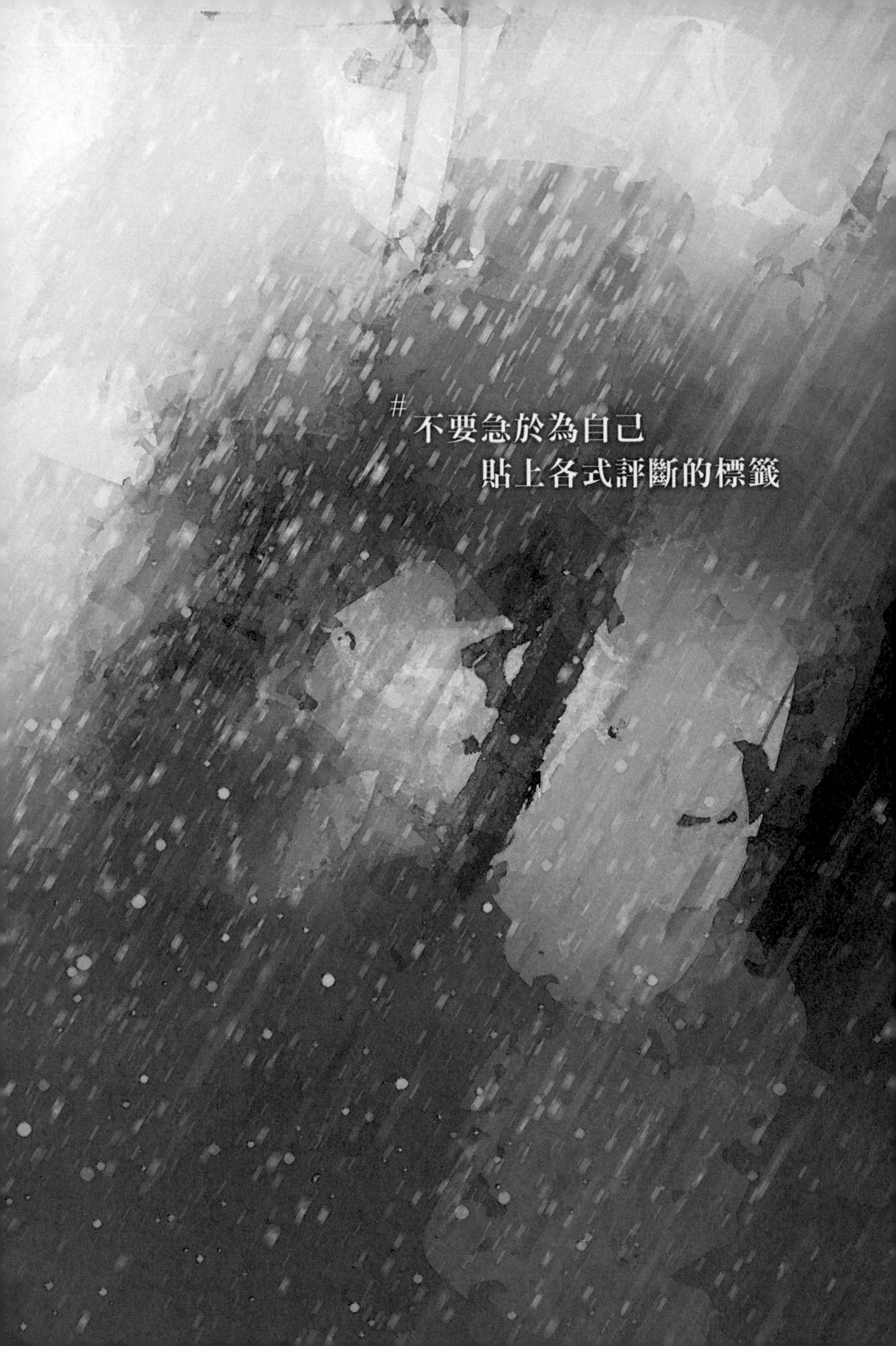
#不要急於為自己
貼上各式評斷的標籤

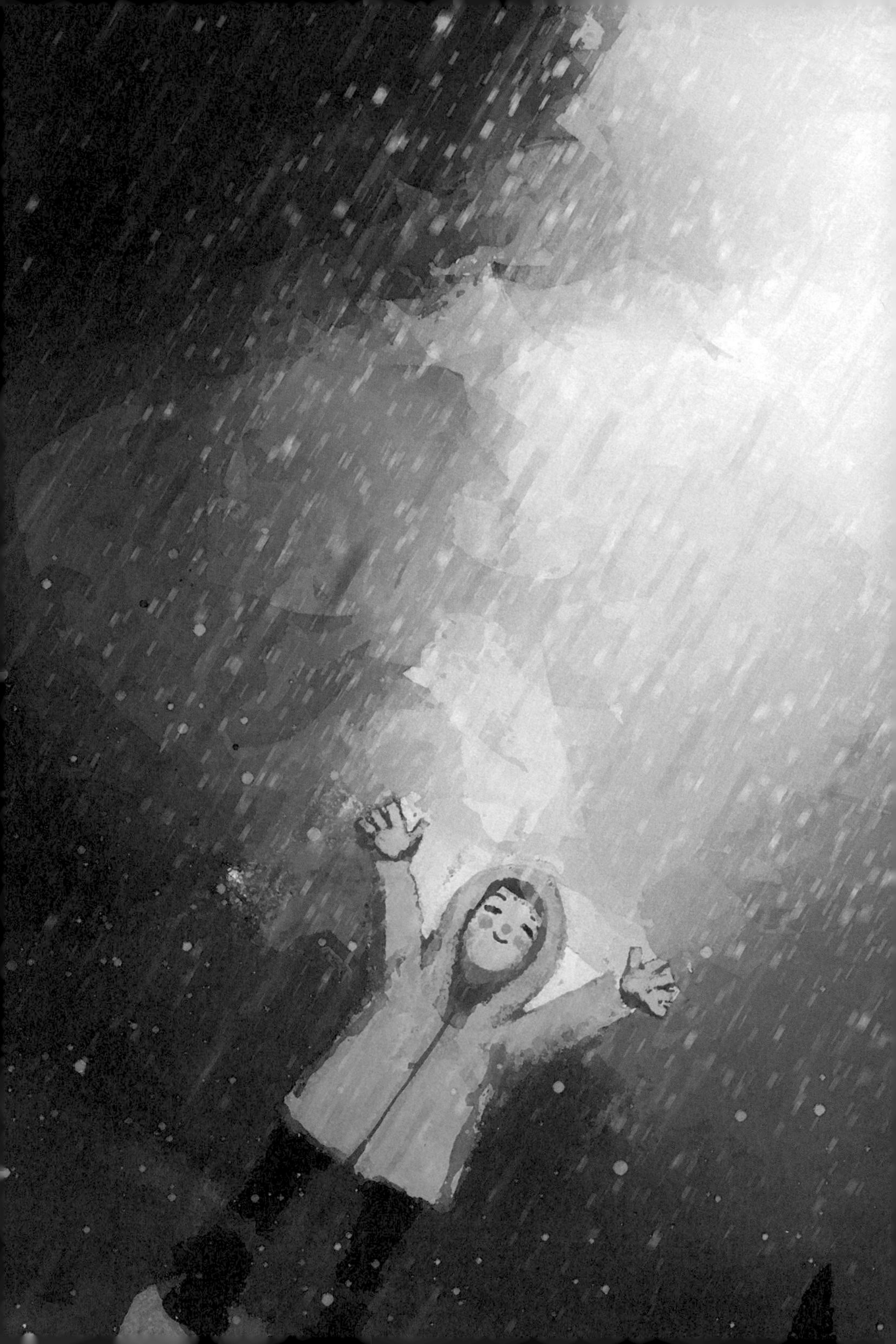

ASMR 大人的睡前療癒故事

詩歌良藥：借酒澆愁愁更愁，以詩代酒，讓我讀「酒」詩給你聽！

#用讀詩療癒自己

大家在忙碌的日常中，都是用什麼樣的方法療癒自己呢？閱讀？旅行？與友人的把酒言歡？我們一起用讀詩歌的方式，一起在詩歌的世界中，尋找療癒的心靈良藥，也與大家分享我自己的療癒時刻！本集的詩都與「酒」有關，一起來讀詩聽詩！

#深夜播客

這是我為大家準備的大人睡前故事，希望用更溫暖療癒的內容陪伴你，讓我為你說故事，成為你的 storyteller，一起度過夜晚時光，陪你入睡！和我一起說故事給你聽的，是我的多年好友，王楚蓁老師。

#本集內容

- 大人睡前故事：楚蓁與鐵三角摯友的旅行與美酒。（36:28）

- 為何想從文學及詩歌的角度來自我療癒？（02:56）
- 詩歌與酒精間的浪漫共感。（06:05）
- 詩歌一：葉青 Laphroaig：像威士忌一樣愈陳愈香的人生。（13:30）
- 詩歌二：任明信 給虹：面對遺憾與未盡事宜的惆悵。（23:02）
- 面對人生百態的正確心態：不要急於貼上各式評斷的標籤。（29:55）

一 起 聽 故 事

3

晚睡也是拖延症！睡前追劇，讓你戒不掉熬夜病！

因為入睡延遲，
他睡過頭或者是睡不飽的情況開始密集發生，
然後因為白天實在忍不住嗜睡，而跑進廁所偷偷打瞌睡。

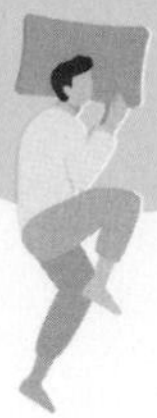

小凡是三十幾歲的小資女，他高中畢業之後就一個人獨自北上工作，是個非常獨立的女生，他總是把自己打理得很好，每次來看診的時候，從他密密麻麻的筆記本上，一條一條整齊條列的日誌和紀錄看來，我能知道他很重視自己的時間規劃，但這也是他來找我看診最大的原因，他發現自己似乎愈來愈無法掌控夜間入睡的時間，他為了「睡眠拖延症」非常困擾。

作為幼稚園的老師，他每天早上固定必須在六點半起床，因為入睡延遲，他發現自己睡眠的時間愈來愈短，常常睡不到五小時，睡過頭或者是睡不飽的情況開始密集發生，然後因為白天實在忍不住嗜睡，而跑進廁所偷偷打瞌睡的窘境層出不窮。這讓原本非常注重時間規劃的他非常地困擾。

他說起初因為工作壓力大，每天結束園裡孩子的照顧工作、寫完工作日誌回到家，吃完晚餐已經八、九點，洗個澡之後，他最享受的時光，就是睡前能夠追一、兩集他喜歡看的影劇，以前喜歡在電視上追日

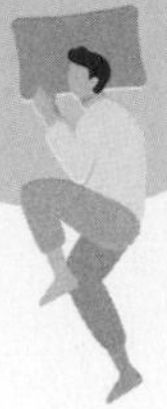

劇、韓劇，最近開始有了很多手機 App 平台，像 Netflix 或是 Apple TV 裡的原創影集，也都非常精采，劇情總是緊湊高張，讓他忍不住一集一集地看下去，所以往往九、十點躺在床上，只是預計追個半小時的劇，但時常當他真正關掉手機準備入睡的時候，都已經凌晨一、兩點了。

最近他意識到這件事情的嚴重性，想要開始控制自己的入睡時間，但這時卻發現，現在躺在床上，無法像以前那樣地放鬆，會開始變得有些焦躁，而且一直想要拿起手機來刷，躺在床上努力克制自己不看手機，卻曾經一、兩個小時都睡不著，最後也是得起床開燈，爬起來看個幾集影劇才能讓他順利地入睡。所以他來找我，希望我能幫忙他解決目前這個晚睡的惡性循環。

你也是這樣嗎？一整天忙碌下來，只有睡前的放鬆時間是自己獨享的，**但卻因為追劇或者是手遊讓你停不下來，導致愈來愈晚睡，壓縮了晚上睡眠的時間，到最後產生了入睡困難？**

睡眠解碼

下班回家後吃個晚餐，和家人、朋友聊個天，滑一下手機、上臉書逛一下，整理一下家務、洗個澡，不小心就十一點多了，是時候上床睡覺囉！然而總捨不得讓一天就這樣結束，於是打開手機點開最喜歡的影集，讓自己徜徉在想像之中，一集接著一集，暫時逃離了現實世界的束縛，等到眼睛有點累，脖子有點痠，一看時間，居然已經兩點了，明天上班，又是疲倦的一天。

這也是你的生活寫照嗎？除了追「劇」，「」也可以換成網路文章、Youtube 頻道、迷因短片……，也許是為了增加生活樂趣，讓我們習慣透過網路世界獲得情感上的刺激與滿足，然而這些看似無傷大雅的睡前小娛樂，卻可能已經嚴重影響了你的身心健康。

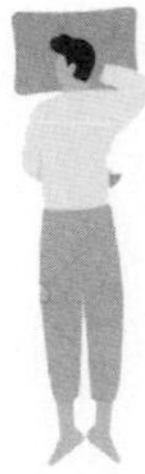

我知道睡覺很重要，但是最新一季上線了

二〇一九年十一月，美國睡眠醫學學會（AASM）公布一項睡眠調查數據，研究訪談了約二千名成年人，**其中88%的人承認因為「Binge watching」熬夜追劇，觀看電視節目或是網路上的影劇，而導致睡眠嚴重不足**，在十八到四十四歲之間的受訪者中，因為追劇而犧牲睡眠的比率更高達95%。

另外，約有一半的受訪者在睡前會玩線上遊戲，而有58%的受訪者（尤其男性）則是有熬夜看體育比賽的習慣，女生雖不太看體育賽事，二十五到四十四歲的女性卻常因為閱讀而熬夜，隨著電子閱讀器的普及，也加深了電子閱讀對睡眠品質的影響，因為利用手機或平板閱讀，螢幕釋放的藍光會影響催促睡意的褪黑激素分泌。

追劇不睡覺，你可能有「睡眠拖延症」！

有趣的是，其實大部分的人都明白睡眠攸關健康和安全，對吧？長期睡眠不足會導致健康問題、情緒失調，也會提高交通事故風險，在美國睡眠醫學學會的訪談研究中，受訪者也將「睡眠」票選為生活中第二重要的事（就僅次於家人的重要性），所以有不少人都會因為自己熬夜追劇，感到挫折或是有罪惡感，為什麼即使如此，大家還是選擇壓縮和犧牲了睡眠時間？

這有可能就是你的「睡眠拖延症」在作怪！二〇一四年尼德蘭（原荷蘭）Utrecht University 研究團隊提出了**「睡眠拖延症」（Bedtime procrastination）：即使沒有外界因素的阻止，也沒有無法入睡的困擾，在可以上床睡覺時，卻持續拖延不睡覺**。

習慣延遲睡眠的人，通常有兩種面向，一**種是比較缺乏「自我管理」能力**，例如做事習慣拖拖拉拉，拖延工作、無法給予他人承諾等，所以無法自制的情況之下，睡覺也成了一種遲遲無法準時的日常行程之一。另一種人，問題的背後不是懶散，而是更複雜的心理機制，**也許是平常就對事情有極度完美主義**，所以產生過度高張的心理壓力，一旦有一個能讓他忘卻煩惱的破口，就像是故事中的小凡利用睡前追劇來試圖釋放他一天的疲勞，便會一發不可收拾，變成一種惡習，而這樣的人多半又最容易產生晚睡的罪惡感，所以導致入睡過程不但無法放鬆，反倒開始焦躁、緊繃，又加重了入睡的障礙。

睡眠拖延自我篩檢量表——檢測你的晚睡和睡眠拖延習慣！

想知道自己有沒有睡眠拖延的問題嗎？到底有多嚴重？我們可以花簡短五分鐘的時間，利用這份睡眠拖延自我篩檢量表，來初步為自己的晚睡習慣做篩檢：

做完所有題目後，將分數加總，即可獲得睡眠拖延嚴重度的總分數，**從最低分9分，至最高分45分，愈高分代表，晚睡及入睡拖延習慣愈嚴重。**

睡眠拖延自我篩檢量表

您會出現以下任何一個現象嗎？	幾乎沒有 很難回想起曾經這樣	很少 每月不到一天	有時候 每月有幾天	經常 有一半以上的時間	幾乎總是 幾乎天天
❶ 我比自己預計的就寢時間還晚睡。	1	2	3	4	5
❷ 如果明天需要早起，我就會早睡。	5	4	3	2	1
❸ 通常到了該睡覺時，我還在做其他事情。	1	2	3	4	5
❹ 到了該關燈睡覺的時候，我會馬上關燈。	5	4	3	2	1
❺ 當我該上床睡覺時，我很容易被其他的事情吸引而分心。	1	2	3	4	5
❻ 我沒有按時上床睡覺。	1	2	3	4	5
❼ 我有一個習慣遵從的規律睡覺時間。	5	4	3	2	1
❽ 我想按時上床睡覺，但我就是辦不到。	1	2	3	4	5
❾ 到了該上床的時間，我可以輕易結束其他活動。	1	2	3	4	5

總得分：

若你的睡眠拖延量表總得分大於33分，則顯示是「高度睡眠拖延」的人，根據研究發現，具有高度睡眠拖延症的人，睡眠時間平均不足，不僅睡眠品質差，且多半淺眠，入睡困難的發生機率也高，也更容易出現憂鬱和焦慮的情況。

▼**鄭醫師的重要提醒：**這個量表只是一個輔助參考的篩檢，它不是專業的診斷工具，也不代表你就有任何的疾病，如果懷疑有睡眠拖延現象，還是要依照書中提供的線索，好好調理自己的身心狀態，並在需要的時候，勇敢尋求專業醫師的診斷和治療！

好眠Tips

不論你是睡前沉溺娛樂活動，導致睡眠延遲，還是因為工作而導致熬夜的惡性循環，追劇症候群或是工作熬夜症候群，都屬於「睡眠拖延症」的受害者，若是狀況長期密集發生，而且心中有意識到自己應該早睡，卻怎麼樣也無法改善，先別緊張，可以先透過以下方式來積極打破壞習慣：

1. 將電子產品的亮度調暗，或是切換到夜間觀看模式，讓眼睛適度休息，可以避免睡前藍光的過度刺激。在觀看的時候，將電子產品放在固定的台面，或是投影到較大畫面的電腦螢幕或是電視上，不要低頭讓脖子過度前屈，也避免長時間用手去支撐電子產品。盡量找一個能端正坐好的位置，讓腰和背部有良好的支撐，避免癱靠在床上或是壓迫頸椎。

2. 接近睡覺前的半個小時到一個小時，就記得要準備先暫停下來了，讓腦袋和心情擁有舒緩平復的時間，別讓刺激的劇情、感人的愛情故事、令人咬牙切齒的小三影響你的入睡心情呀！

3. **早起**：從現在開始設定好明天早上的鬧鐘，並且強迫自己在固定時間起床，一整天不管再累都不要睡過長的午覺，到了晚上，自然就會早點上床睡覺，漸漸地維持每天同一時間起床和入睡，重新調整生理時鐘節奏。

❹ **時間表：**先預計自己何時上床睡覺，把睡眠當作生活第一要事，接著相對應的去規劃夜間的作息時間表，並在睡前三十分鐘前關掉手機、電腦、電視或停止工作，讓自己獲得足夠的睡前準備舒緩時間。

❺ **睡前儀式：**建立三十到六十分鐘的睡前放鬆儀式，例如喝杯熱水、洗個熱水澡、做點伸展運動、冥想、聽放鬆的音頻廣播或音樂，讓大腦和身體習慣，接觸到這些訊號就知道該休息了。

❻ **把導致你睡前拖延的事情列清單：**例如，如果是追劇讓你無法入睡，那就要嚴格遵守晚上十點後關掉電腦、電視的自我約束規定，改變習慣就像戒毒一樣，別跟自己說再看十分鐘就好，一點點的小甜頭都會讓你的「毒癮」發作。另外當你決心改變睡眠習慣時，也可邀請家人一起加入，從睡前追劇隊友變成睡前談心或是一起伸展放鬆的舒眠夥伴。

4

不寧腿，下肢痠麻痛，一直想動睡不著！

大概五到十分鐘，
雙腿就會開始有螞蟻在咬的感覺，是感覺有東西在腿上爬，
過不久就開始覺得刺痛……

我曾經在一次義診的經驗中，遇到一位有雙腿痠、麻、痛困擾的女生朋友，他約莫四十歲出頭，平常工作不需要久站或勞動，是在辦公室坐著使用電腦的行政祕書，這幾年他陸續到醫院做過許多影像檢查，醫生看不出有任何關節跟脊椎的問題，他也吃了許多不同種類的消炎止痛藥，但效果都不佳，雙腿不舒服的困擾，仍舊讓他特別難受。

我問他：「這樣的不舒服是不是造成了生活上什麼麻煩？」他向我提到尤其在兩個時間點非常困擾，一個時間點是在他靜坐冥想的時候，因為通常必須要維持盤腿姿勢，大概五到十分鐘，雙腿就會開始有螞蟻在咬的感覺，那並不是因為盤腿本身不舒服，而是感覺有異物感，像有東西在腿上爬，過不久就開始覺得刺痛，而無法靜下心來，一定要起身活動，小腿才會覺得比較舒服，不單自己無法完成靜坐，還時常造成身旁同修的困擾。

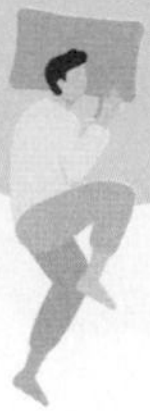

另一個困擾的時間點，就是他要上床入睡的時刻，往往才躺上床，雙腿就開始有奇怪的感覺，痠脹、麻痛，覺得很想要動動雙腿，找不到一個好姿勢，翻來覆去，明明很累了，但卻不得不起身走動和踢腿，這種感覺要持續好一陣子才能褪去。

最近這一個月，這樣雙腿不舒服的情形愈來愈嚴重，尤其在經前的時候，讓他幾乎無法入睡了，整個晚上就在臥房跟客廳遊走，最後經常是在沙發上睡著的，甚至連白天工作時都無法好好地坐在位置上打電腦，他的家人覺得奇怪，甚至懷疑他是不是有焦慮症，才會這樣總是靜不下來，一直走來走去。

你也曾有吃止痛藥也止不住的痠脹、痛麻嗎？在我詳細問診以及神經學檢查之後，才發現原來他的雙腿痠痛是另有玄機，才會出現靜不下來、感覺異常的現象，這樣的問題吃止痛藥效果當然很差了。

睡眠解碼

不知道有沒有人，會在睡覺前覺得小腿腫脹，就像是有東西在爬的感覺？或是平時無法久躺、久坐，一直想要起來活動雙腿呢？還是家中也有其他成員，也有著一樣的問題？這些都是「不寧腿症候群」的典型現象，由於不寧腿症候群的病程進展緩慢，所以有很多民眾，都是嚴重到影響睡眠之後才知道必須就診，而且，**女性發生不寧腿症候群的機率，大大地高於男性**。

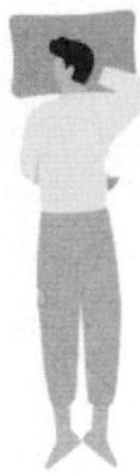

「不寧腿」的重要典型特徵

就如大家在文中看到這位祕書朋友，多半發生「不寧腿」的時候，並不是關節或是肌肉有病變，也正因為如此，所以即使做再多的影像檢查、照片子，也沒有多大的幫助，也查不出異狀，但仔細詳實地詢問症狀表現，卻能讓我們很好地診斷這個疾病，一般來說，「不寧腿」有下面四個很重要的特點，一起來做初步篩檢：

❶ **有強烈想要移動自己雙腳的感覺**。通常會覺得腳有說不上來的不舒服，甚至像是有螞蟻或蟲在皮膚上爬行的感覺，又或者是針刺感，或是痠麻、腫脹的感覺。

❷ **在做靜態活動的時候症狀會更加劇**。所以有很多學生或上班族會因為這個原因，沒有辦法專心上課或做手邊的工作，也會因為這個原因，被誤解為是在偷懶，或有焦慮症。小腿的不舒服感覺，會因為如靜坐、躺著準備入睡，而變得更嚴重。

❸ **在活動之後，不舒服的症狀會獲得舒緩**。像是起來走動，按摩自己的腿、或者是做一些伸展運動之後，症狀會緩和下來。

❹ **在下午之後，不舒服的症狀會更加地明顯**。而且始終無法找到為何小腿有不舒服感的原因，甚至發現家族成員跟你一樣有這樣的問題。

不寧腿症候群，原發性的原因是腦中的多巴胺系統發生失調障礙；續發性的原因，多半會在腎臟病、周邊神經發生病變、糖尿病、或是酒精過量的人身上看見，懷孕的婦女，也會常有這樣的症狀，這些都是要仔細篩檢的問題，給予相對應的治療，症狀才能有效緩解。

好眠Tips

❶ 如果睡前容易出現肢體痠痛，應該先注意我們的飲食習慣，平時要避免刺激性的飲食，像是咖啡、酒、辣食以及菸品等等，這些食物都有可能會刺激神經系統，導致不寧腿的症狀加重。

❷ 在睡前，盡量避免看恐怖或刺激的影片、追劇，晚餐後就開始做一些能舒緩及穩定情緒的事，可以泡個熱水澡增進循環效率，或是按摩我們的雙腿，做一些腿部伸展的運動來緩解症狀。

③ 適當地安排工作及生活。這些不寧腿不適的症狀，通常是下午及傍晚之後才加劇，所以如果有些工作是需要高度專注或是久坐，便可以安排在早上的時候進行。看電影或是搭飛機時，也可以選擇靠走道位置，想要起來活動一下也會比較方便及舒適！

④ **能夠伸展腿部的運動，可以在每天晚餐後做，幫助我們消除下肢水腫，舒緩下肢的緊繃，也能改善肢體的痠、麻、痛。**由我們團隊的物理治療師——謝劭玟老師親自指導的伸展教學影片，請掃描 QR Code 來觀看。

伸展教學影片

5

睡前吵架鬥嘴，創傷後壓力症候群，記得更牢！

老婆吵架的時候，最喜歡冷戰，
習慣悶不吭聲、轉頭怒睡！
他也只好時常帶著一股怨氣入睡。

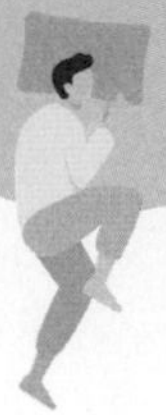

你跟別人吵架時通常會怎麼做呢？「睡一覺就沒事了！」常是我們安慰自己、安撫別人的一句話，彷彿經過一夜的休息後，不開心的情緒就會煙消雲散，然而真的是這樣嗎？

那天和小時候的同學聚會，有位老同學這幾年總是帶著老婆一起甜蜜出席，那天卻見他形單影隻，一個人坐在角落不發一語，我上前一把拉他到門外，一問才知道，原來是睡前吵架鬥嘴惹的禍。

老同學說，最近因為和老婆工作都忙，時常很晚才回到家中，唯一能好好說話的時間，通常是洗完澡躺在床上，準備入睡的時候，但可能因為兩個人都很累了，常常話不投機，就開始言語交鋒、搞得氣氛凝重，他說：「我老婆吵架的時候，最喜歡冷戰，習慣悶不吭聲、轉頭怒睡！」他也只好時常帶著一股怨氣入睡。

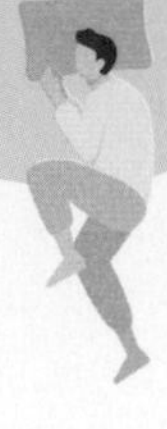

但最近往往起床後也沒消氣，兩個人老是臭著臉吃早餐，甚至後來，連早餐都急急忙忙外帶出門，導致他一整天和老婆說不上一句話，也不知道多久了，就這樣兩人關係簡直降到冰點，十分困擾，不禁讓他心想，是不是就要這樣結束這段婚姻關係了。

你也喜歡跟另一半在睡前鬥嘴嗎？每次吵架就用冷戰和睡覺來消氣嗎？我聽了老同學的抱怨，腦中想起了「睡眠的記憶鞏固作用」，有研究發現睡前的傷痛或不舒服的記憶，有可能會被加強鞏固變成長期記憶！趕緊勸他，兩人怎麼吵都好，但千萬別睡前吵，原來「床頭吵、床尾和」是有道理的！千萬別把爭吵的壞情緒帶進睡夢中。

睡眠解碼

我們都知道大腦就像電腦一般，是訊息接收處理器，白天我們清醒時，大腦進入「記錄」工作模式，不斷接收外界訊息，並做出回應，但其實大腦還有個內建的隱藏功能，那就是**在我們睡眠期進行的「記憶鞏固編輯」**作用。

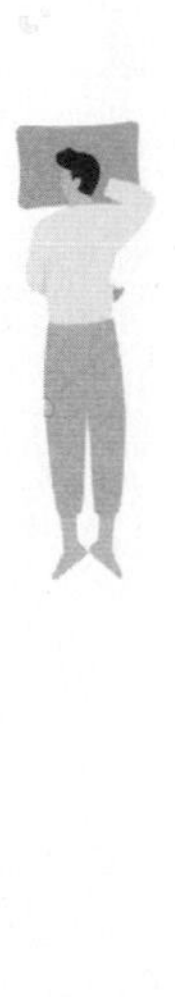

大腦在睡眠中的記憶編輯功能

晚上入睡後，當思緒進入無意識狀態，**大腦不但沒有「關機」，反而是將記錄切換到「編輯」模式**，開始進行不同的工作，主動決定哪些記憶應該保留、哪些要刪除。我們可以拿圖書館裡的藏書來做比喻，我們平常的記憶和思緒，就像是一本一本的書，在圖書館裡面，也就是大腦中，儲存著所有的記憶片段，就像圖書館中存有成千上萬本的書籍。

要能在需要的時候，快速找到我們想要的那本書和相關的資訊，這仰賴著一個好的圖書館員，在我們把一本本書納入館藏的時候，將我們的書本，有條有理地陳列歸放在書架上，而且這些書本在存放的時候，都會分門別類地被編碼和整理，去蕪存菁，這個有條有序的存放過程，就是我們的「睡眠記憶編輯」作用，是我們的記憶管理員，就像圖書館員，能將龐大的藏書做很好的存放。

別讓睡眠的記憶鞏固讓創傷更深刻

正常情況，每一個睡眠循環都會經過淺睡和深睡階段，一個循環約是九十分鐘左右，以八小時的睡眠時間為例，大約會經歷四到六次睡眠週期循環，**而失眠者、淺眠者通常無法進入熟睡的深睡期，身體難以獲得充足休息，記憶編碼和整理的作用也難以順利進行。**（圖2）

如果睡前又經歷讓人不舒服的經驗，不管是爭吵或是恐怖的經歷，睡前清醒時，暫存在我們大腦的記憶暫存區「海馬迴」的短期記憶，就會轉移儲存到

「大腦皮質區」，變成永久形式，也就是所謂長期記憶，這就是記憶鞏固的作用。在臨睡前跟家人、另一半吵架或發生了不開心的事情，想趕快讓自己睡一覺忘記，**反而容易讓新鮮存入海馬迴的短期記憶，更加深刻鞏固成長期記憶，讓不愉快的印象牢牢存在大腦中！**

要避免睡眠讓暫時記憶變成永久儲存的另一個例子，是遭遇駭人任務的士兵，這些人容易發生**「創傷後壓力症候群」**（**Post-traumatic stress disorder**），常會出現睡眠障礙，無

圖 2：睡眠結構圖

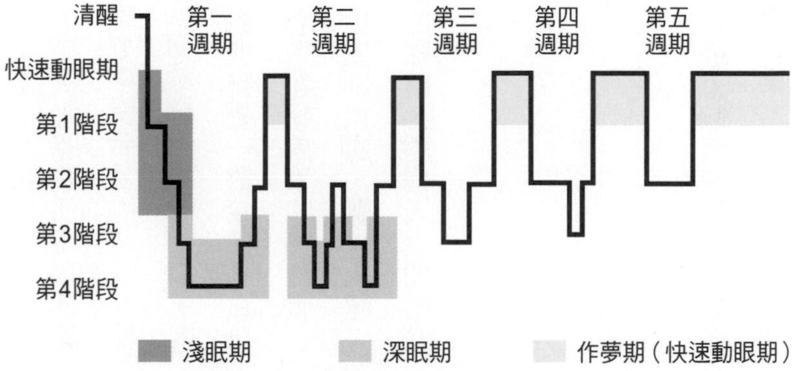

法或害怕入睡，常在睡夢中呼吸暫停、產生幻覺，而原因大多是過去受創的記憶，會反覆在夢中出現，讓他們害怕入睡，或持續在睡夢中受苦。

時常反覆遭遇哀傷或驚恐經歷的人，像是受到長期精神或言語暴力，甚至肢體家暴的人，**也會容易出現創傷後壓力症候群「過度警覺」的症狀**，在日常生活中下意識地戒備、保護自己。我同學和他太太老是在睡前爭吵、冷戰，也難怪後續兩人之間會表現得疏離，這樣的人多半都會感到焦慮、難以入睡、易怒、情緒失控或容易受驚，甚至惡性循環加重睡眠的障礙，兩個人之間的關係，自然無法親密跟融洽了。

好眠 Tips

1. 不管是遭遇重大災難或悲傷的事件後，**最好不要馬上進入睡眠狀態，最好能讓身心沉靜和消化情緒，至少等待六到八小時後再入睡**，比較能避免痛苦的記憶片段變成長期記憶，深植在我們內心底層。

2 如果我們曾發生重大哀慟或驚恐的經歷，長期在夢中重溫痛苦、感到受脅迫和恐懼，往往睡眠反而讓創傷後的壓力加劇。因此我們不能忽視創傷後壓力症候群發生的可能性，也不能持續忍耐這樣的睡眠品質，惡性循環、愈睡愈糟。

3 與創傷發生時相似的景象、聲音或氣味也會觸發我們痛苦的回憶，**所以千萬避免在床上爭吵或動粗，否則久而久之，床鋪和臥房就會變成勾起你不良情緒和回憶的觸發點**，往後進到這個空間，或是身體躺上床準備入睡時，就會喚起不舒服的感覺，當然無法好好入睡。

4 若帶著悲傷、痛苦、憤怒的情緒入睡，反而會對身心造成更大壓力，因此睡覺前最好讓自己處在愉悅、平靜狀態，寧可先看點輕鬆的文章、聽點放鬆心情的音樂或音頻，做點伸展、瑜伽、冥想，再讓自己進入睡眠，往往才能讓大腦和身心獲得真正的休息！

6

夜貓族，愈晚愈亢奮，睡眠相位後移症候群

努力調適了好幾個月，怎麼樣就是無法早點睡，每到夜深人靜就靈感泉湧，又捨不得放棄半夜創作的時間。

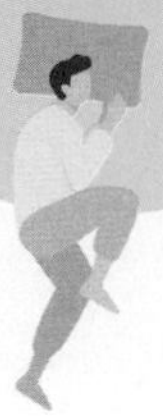

走進診間的是 Rod 羅德，他是一位男大生，但不是宅男那種，是念藝術大學，玩藝術、做設計的那種，他好有仙氣，穿著打扮就是時尚文青的樣子，側背著一個沒裝什麼東西的托特包，但我好驚訝的是，還沒開口，他就先從扁扁的提袋裡拿出一張紙，上面居然記錄著他最近一個月的睡眠狀況和時間，男大生很少這麼用心地關注自己的睡眠。

Rod 說他總是能睡上十到十二小時，甚至早上八點沒有課的時候，可以睡到下午，但我仔細分析了他的睡眠紀錄，有個挺大的麻煩是，他上床的時間從來沒有早於凌晨三點，大學四年他都是這樣過，室友也是設計相關學系的，他們的生活作息似乎都是這種夜貓型態，所以互相也配合得還算融洽。

Rod 說：「我即將畢業了，最近開始到一些設計公司實習，再過幾個月也必須踏入職場，我必須恢復正常日夜節律，才能搭配客戶的時

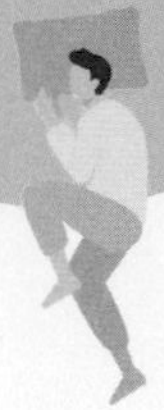

間，但自己努力調適了好幾個月，怎麼樣就是無法早點睡，每到夜深人靜就靈感泉湧，又捨不得放棄半夜創作的時間。」

那一秒我真想和他擊掌握手，我也是一個貪戀夜間寧靜時刻的人，要不是為了保持身心跟大腦的健康平衡，我能理解身為夜貓子的樂趣啊！Rod跟年輕的我一樣，也是「延遲型睡眠週期」的榮譽患者，我們喜歡晚睡，以晚睡的生活為樂，享受半夜工作、創作的生活作息，但都是這樣的，人到了一定的年紀，總是需要融入社會協作，這時候就必須改變自己的日夜作息，好好調整及適應日出而作、日落而息的生活了，**但夜貓子的睡眠到底會造成什麼問題？我們又該如何調適自己呢？**

睡眠解碼

生理時鐘到底在哪？

我們在白天清醒，在太陽下山後漸漸感到睡意，這是一種生理機制，也就是**所謂的「生理時鐘」，在醫學上也稱為「日夜節律（Circadian rhythm）」**，主要的生理時鐘調控中樞，位在大腦的下視丘內，位置在大腦視神經交叉上方，因此稱為「視交叉上核（Suprachiasmatic nucleus）」。

「光線」是生理時鐘最主要的調控因子之一，白天光線進入眼睛後，經過「視網膜」上的感光細胞傳至視交叉上核，**進而抑制松果體分泌促進睡意的「褪黑激素」**，所以我們開始充滿活力、感到清醒；而到了晚上九、十點左右，褪黑激素又開始分泌，同時我們的壓力荷爾蒙的濃度，在正常夜間狀態會下降，促使我們逐漸產生倦意、睡意。（圖3）

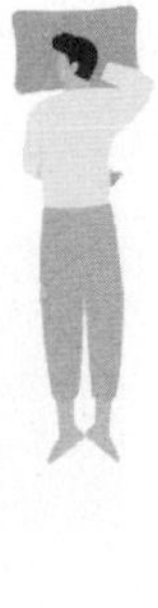

除了光線，溫度、濕度、飲食、運動也都會影響我們的生理時鐘，例如若在晚上從事激烈過高強度的運動，往往心跳和體溫提高了，有可能會讓精神變好，晚上反而不易入睡；又或是在睡前吃大量刺激性宵夜，讓準備休息的腸胃器官又進入工作狀態，也可能會影響睡眠品質。

圖 3：光線刺激和藍光對睡眠的影響

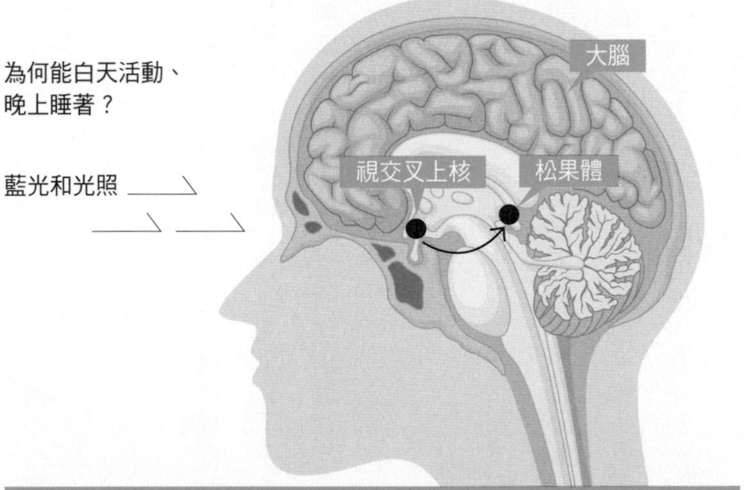

1. 視網膜接收到光線，產生神經訊號傳到視交叉上核。
2. 視交叉上核接著抑制松果體內褪黑激素的分泌。
3. 若是白天，光照讓人覺醒；若是在睡前，過量的光線刺激，便會使睡意下降，甚至入睡困難。

愈夜愈有靈感，可能是延遲型睡眠週期症候群

跟睡眠品質差或失眠不太一樣，**延遲型睡眠週期症候群（Delayed sleep-wake phase disorder）**患者的睡眠長度跟一般人一樣，都是七到九小時，最主要的差異是整個睡眠期會較一般人往後移，所以也稱**「睡眠相位後移症候群」**，這些人大多在半夜一、兩點後才有睏意、能入睡，即使提早躺在床上，也會翻來覆去難以入眠，有的人甚至會拖延到凌晨四、五點，若延遲型睡眠患者必須在早上七、八點前起床，就像Rod開始實習了，必須接觸接案的客戶，甚至跟同事開會，就會因為無法早睡，睡眠不足而感到疲累，影響課業、工作表現，**長期更會產生健忘、失神的腦霧現象，甚至也有可能提高罹患憂鬱症機會**，嚴重的時候出現生理時鐘失調，睡眠紊亂的狀況，甚至產生失眠。

如何判斷自己是延遲型睡眠週期症候群？

晚睡的原因有很多，可能因為下午喝了一杯咖啡失眠，或是工作壓力大導致

圖 4：不同睡眠型態的差異

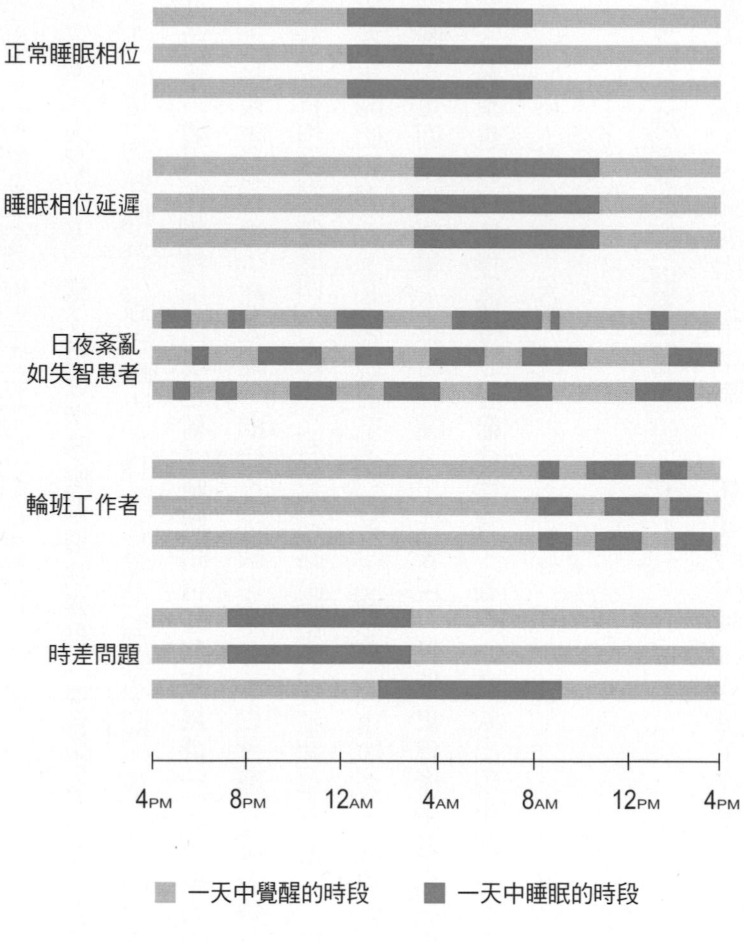

熬夜，因此我們可以參考幾個症狀特徵：

❶與正常人相比，**入睡、清醒時間皆往後延遲，且超過至少兩小時**。像Rod的作息：一般凌晨三點才入睡，然後睡至隔天中午十二點。（圖4）

❷如果患者的生活模式可自由選擇入睡和起床時間，睡眠品質會有所改善，但會普遍繼續維持晚睡晚起的延遲模式。

❸入睡後，睡眠中能深眠，不會輕易中斷。

❹此現象至少延續三個月以上，就算努力調適，還是無法輕易自我矯正。

❺並未患有其他類型的睡眠障礙，且無神經系統疾病、精神疾病、服用藥物等等。

根據統計，一般人患有延遲型睡眠的機率為0.2～1.7％，**但青春期是發作高峰期，患病機會可能提高為7％，因此，千萬別以為失眠是老年人的專利**，年輕人也可能深受不同型態的失眠所苦。此外，慢性失眠的人中有5～10％，可能是因為有延遲型睡眠週期的問題，要精準識別才能給予相對應的治療。

好眠Tips

雖然延遲型睡眠可能是一種基因突變現象，影響 CRY1 clock gene 時鐘基因組，不過我們還是能在必要時，靠一些生活調節方法改善：

❶ **晨光療法**：以目前自然清醒時間為基準，漸進式每天提前半小時起床，起床後盡量讓自己能接受自然陽光照射，養成吃一頓豐富早餐的習慣，讓全身活過來，慢慢提早，直到起床時間接近自我預期目標。

❷ **規律上床睡覺和起床的節奏**：給自己一份功課表，譬如預計晚上十二點入睡、九點起床，那麼時間到，不管精神多好、就準備上床睡覺，不管多累、時間到就必須起床，規範自己維持一定的作息，而且一定不能任意午睡補眠，久而久之，身體比較容易習慣正常的作息時間。

❸ **暮光調節法**：睡前三小時就開始刻意降低室內光源強度，不讓手機、平板、電腦及電視的光線，再刺激我們上述提到的視交叉上核，影響天然催眠劑

「褪黑激素」的釋放。

❹ 晚上攝取咖啡因、菸品、酒精，睡前兩小時進行刺激性活動或午睡，也都可能加重延遲型睡眠症狀，最好避免。

❺ 在許多研究中，褪黑激素的補充或許能提前睡意，改善症狀，但並不是萬能，尤其在台灣也並不是合法販賣的藥物，如果效果不佳，建議不要再一直提高劑量使用。

7

更年期盜汗燥熱，睡到滿頭大汗，憂鬱又淺眠！

常常一股腦地熱起來，
有時甚至汗流浹背到必須起床換衣服，
才能再上床準備回睡，就這樣忍了兩年，
到最後是一個晚上睡不到四小時……

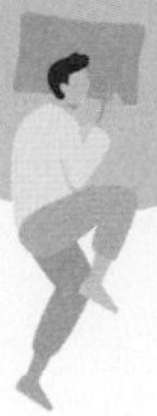

貴姐是在我門診中，超受歡迎的老病人，原因無他，就是每次會跟著他來的小孫子童童，這個小跟班，一雙水汪汪的大眼睛，配上甜美的笑容，每次把我們的護理師迷倒不說，還融化了一旁看診的病人，我們都誇貴姐是史上最成功的阿嬤，養出這麼棒的小孫子，他常笑說：「我做了一輩子的褓母，這是我帶過最驕傲的孩子，就是自己的寶貝孫子！」

說貴姐是阿嬤，但其實他也才五十多歲，但自己早婚，小孩也生得早，才五十歲就升格做奶奶了，他會來找我，也是這一、兩年開始的問題，總是在晚上要入睡前，開始變得非常燥熱，起初以為是臥房不通風，一個房間就擺了兩台電扇，再加上兩台空氣清淨機，但儘管都覺得冷了，還是胸口好悶，像火燒心，常常一股腦地熱起來，有時甚至汗流浹背到必須起床換衣服，才能再上床準備回睡，就這樣忍了兩年，到最後是一個晚上睡不到四小時，中間就要起來換兩、三件衣服，但外面天

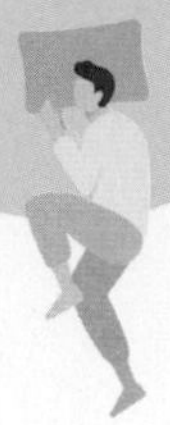

一亮，就再也睡不深了。最近開始，帶小孫子時也會容易情緒失控，不像以前那般有耐心，他自覺應該跟他的長期失眠有關，所以知道不能再忍了。

連小孫子童童都會小大人的在旁邊說：「阿嬤都不喜歡睡覺，晚上一直在沙發看電視」，阿嬤立刻回嘴說：「阿嬤不是不想睡，阿嬤也想像你一樣睡得飽飽的，阿嬤照顧你好累的呢！」看他們倆鬥嘴，逗得我們在診間哈哈大笑。

女性朋友到了這個年紀，總是要面臨荷爾蒙的退化，**大家知道更年期最大的困擾是什麼嗎？對很多人而言就是睡眠不良**，這也會加重我們在白天時的倦怠和情緒焦躁，惡性循環下，使得更年期的日子更加難以好好度過，這個時期的女生朋友，要如何照顧自己呢？

睡眠解碼

更年期怎麼了？雌激素竟然會影響睡眠？

吵架時千萬別說「你更年期喔?!」就跟經期一樣，更年期間因為身體內部發生變化，所以此時女性的身體會出現許多不適感，女性荷爾蒙分泌減少也會影響大腦情緒調控系統，因此比起戲謔，適逢更年期的女生更需要多點關心和體貼。

更年期代表女性生命將邁向另一個階段，**身體開始減少製造雌激素和黃體素，這些激素也就是女性荷爾蒙，濃度減少將會導致身體產生不適現象，包括熱潮紅、盜汗、心悸、焦躁不安、失眠，而失眠更會影響情緒，讓女性更容易陷入憂鬱、焦慮。**

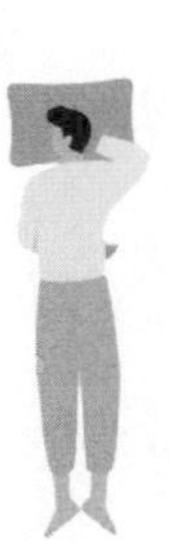

漸進式的更年期階段

更年期是漸進式的過程，身體不是直接停止月經週期和分泌女性荷爾蒙，在那之前會經歷一段過渡期，稱之為**停經過渡期（Menopausal transition，perimenopause）**。台灣在國民健康署的統計資料中，**國內四十五至五十四歲的女性有六成已有經期不規律的更年期變化**，這就是過渡期，所以大家可以想像，身體不適的症狀其實大約在四十五歲之後，就可能陸續發生。而五十五至六十四歲的女性，則已經有九成以上有經期不規律或已經停經的現象，所以更年期是我們在所難免，一定必經的自然階段。

超能雌激素和黃體素

「雌激素」是主要的女性荷爾蒙，除了調節女性生殖功能和月經週期，還可以穩定女性心血管健康，認知能力和情緒調控，骨骼密度、皮膚彈性以及體重管理。此外，**雌激素可以協同血清素，一同幫助提高睡眠品質，減少入睡所**

需時間及穩定睡眠，減少不斷醒過來的現象。

另一個對女生很重要的荷爾蒙是「黃體素」，它是可以幫助女性在睡眠期間「感覺放鬆」的激素，**當黃體素濃度高時會帶來鎮定感，促進睡眠**，此外黃體素也可增加γ——胺基丁酸（Gama-aminobutyric acid，GABA）的產生，GABA是一種大腦分泌的放鬆物質，是一種天然的鎮靜劑及抗焦慮的元素，當體內黃體素降低，就會導致焦慮不安，以及入睡困難，也容易出現夜間突然醒過來的狀態。

我們可以從這些生理作用知道，雌激素和黃體素其實就是女生睡眠的守護者！

進入停經過渡期時，雌激素濃度下降，就容易出現焦慮、情緒低落、疲勞、注意力不集中、**身體疼痛（包括頭痛、關節痛或背痛）**、體重增加和睡眠中斷等現象，因此從停經過渡期到更年期間，常會出現失眠、睡眠不足症狀，一旦睡眠不正常，又會加重倦怠感，並影響腦部情緒調控中樞，讓焦慮、憂鬱的狀態更加嚴重。

進入更年期後，女性卵巢功能逐漸退化，**也會間接影響大腦的體溫調節中樞——下視丘，這會使得血管功能失調，造成潮紅、發熱的現象，也就是更年期為何會有熱潮紅的原因了。**

停經後婦女睡眠滿意度

美國國家睡眠基金會（National Sleep Foundation）統計，停經後的婦女對睡眠的滿意度偏低，**多達六成的人有失眠症狀，其中如貴姐一般的熱潮紅和夜間盜汗是干擾更年期婦女睡眠的重要因素**，使更年期婦女難以進入深層睡眠，或是容易夜間清醒，大約七成的更年期女性都會出現這樣的症狀，平均會持續至五年之久。

和男性朋友相比，女性睡眠不足的問題高了二到三倍，其實其中重要的原因跟更年期有很大的關係，**影響婦女停經前後最常見的睡眠問題還包括：**

❶ 入睡困難和睡眠維持困難。

❷ 熱潮紅和夜間盜汗，導致失眠。

❸ 阻塞性睡眠呼吸中止現象。

❹ 無法獲得足夠深眠，引起記憶鞏固和情緒調節相關的問題，導致白天出現疲倦感、憂鬱、記憶力退化。

❺ 身體各處易發炎、乾燥，常在睡眠時感到搔癢或痠痛。

好眠Tips

進入更年期的女性朋友，可別覺得忍一忍就過了，長期睡眠不足會導致許多危害，更會加重更年期不適症狀，進入停經過渡期、更年期時，我們可以透過以下方式來改善睡眠：

❶ **幫助更年期的均衡飲食：**多攝取富含維生素B群的深綠色蔬菜和全穀類，補充富含天然植物雌激素的食物：如黃豆及其製品、苜蓿芽、櫻桃、蘋果等；攝取富含維生素C的水果；堅果、酪梨、蛋中有維生素E也是很棒的食物。

❷ **睡眠環境改善：**可以使用透氣性較佳，或幫助散熱的寢具，並避免厚重的毯子，並選擇輕薄排汗佳的睡衣材質。睡前不要喝太多液體，睡覺前記得排空膀胱，也可在床旁放一杯涼水，若從熱潮紅中清醒，可以幫助降溫。

❸ **注意夜間飲食：**下午後避免攝取咖啡因，並限制一天的總攝取量。睡前三小時避免飲酒，雖然酒精可以幫助入睡，但總體來說會讓你難以進入長期深層睡眠。少吃高油份、甜食及精緻的加工食物，也要減少辣、重口味的宵夜食物，這些都不利於睡眠。

❹ **更年期控制體重也很重要：**這時因為新陳代謝的退化，女生常常會增胖，這也會使得睡眠時呼吸中止的機會升高，所以建議大家要早上吃得好、晚餐吃得少，也要避免高油、高糖（如麵包、飲料等）的食物，每天養成三十分鐘

的有氧運動，搭配大量溫開水來促進循環。

❺ **荷爾蒙療法：**如果使用天然食補沒有太大效果，可以尋求專業醫護的幫忙，評估是否要使用「短期、低劑量」的荷爾蒙替代療法，雖然近年有研究發現使用荷爾蒙療法可能會增加罹患心血管疾病和癌症風險，但和專業醫師配合，若自己不是屬於高危險族群（自己或家族有癌症病史、腦心血管疾病等等），用正確的劑量和療程治療，仍然不失為一個改善症狀的選項。

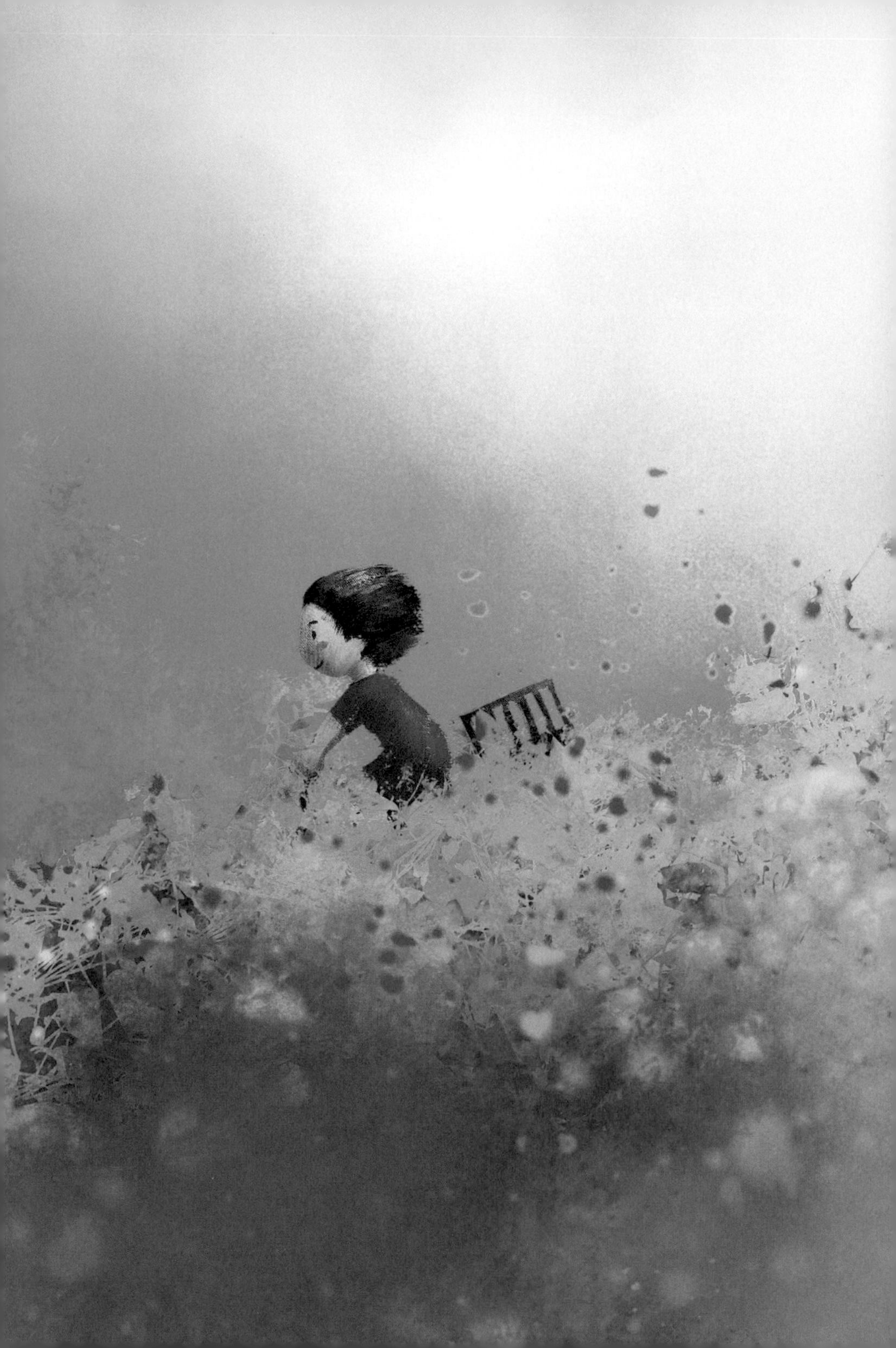

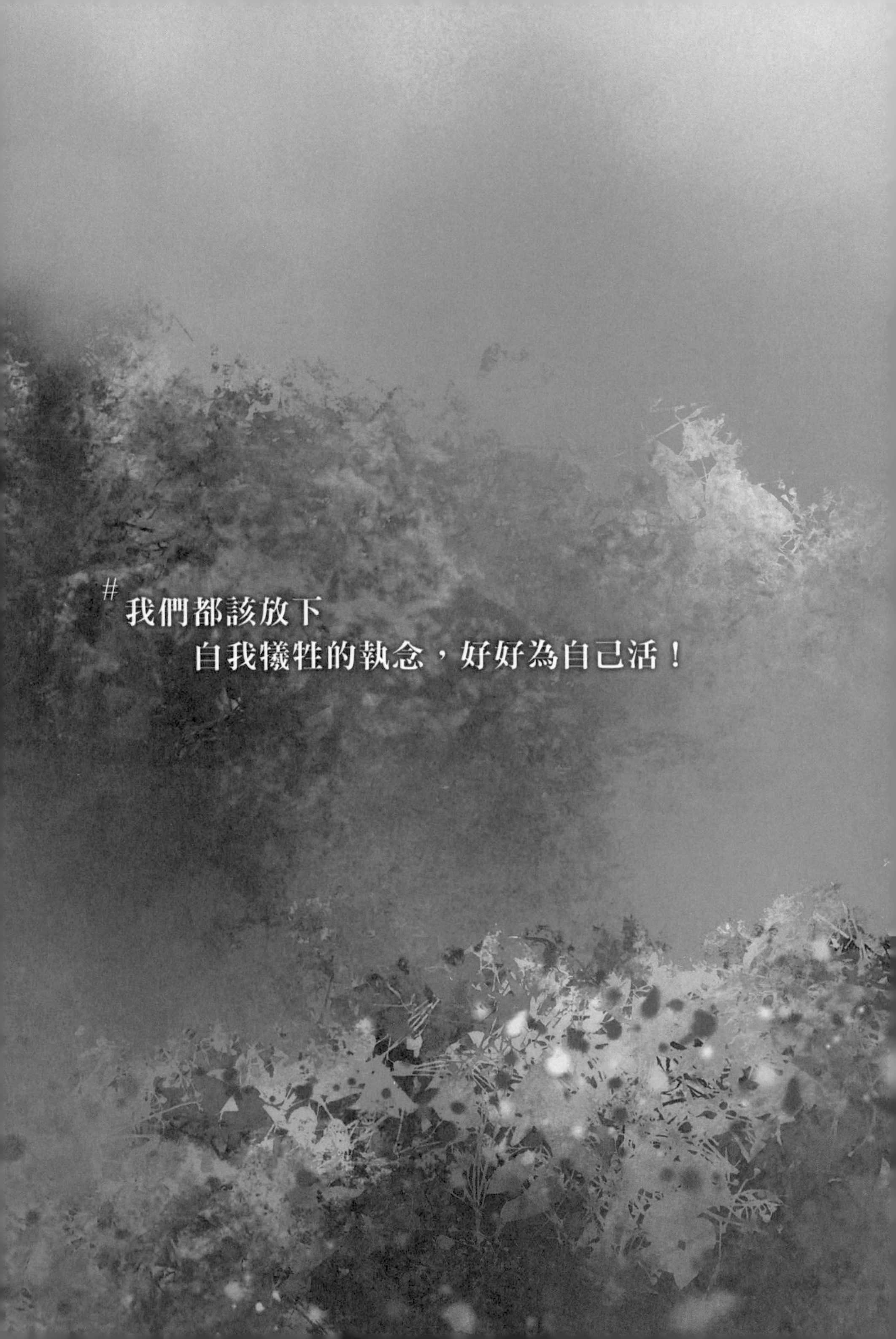

我們都該放下
自我犧牲的執念，好好為自己活！

ASMR 大人的睡前療癒故事

媽媽們都需要一個柏金包?!一起讀「媽媽」詩！品嘗女人一路從新婚到面臨孩子離家的生命歷程和轉折！

#用讀詩療癒自己

一起在詩歌中，訴說媽媽和女孩們的心事，尋求女人的療癒時刻！在成為媽媽、老婆、職場強者、女兒等等身分前，我們是否忘記，自己其實就只是個女孩？處在傳統跟前衛並存的矛盾社會氛圍中，我們要能持家又要是女強人？你也曾感到疲憊嗎？今天我們會分享自己與母親的氣味連結，我母親和外公的傳家菜餚，楚蓁母親的新鮮手作便當，都是本集音頻中的療癒故事！

#深夜播客

這是我為大家準備的大人睡前故事，希望用更溫暖療癒的內容陪伴你，讓我為你說故事，成為你的 storyteller，一起度過夜晚時光，陪你入睡！和我一起說故事給你聽的，是我的多年好友，王楚蓁老師。

#本集內容

- 大人睡前故事：
  淳予記憶中的療癒氣味，阿嬤的肉湯滷肉，母親與外公的粉蒸肉傳家菜（45:51）
- 你想買個柏金包？但無奈自己只是金包銀？（01:09）
- 詩歌一：潘家欣　活過兩次的女人（節錄）（11:01）
- 有如隱形人的丈夫?!總是放不下的媽媽！（12:03）
- 你也渴望一個安全的堡壘、自我的空間嗎？（24:35）
- 詩歌二：馬尼尼為　你摸一下母親的睡眠（30:24）
- 好好生活著其實是在為未來的某一刻做準備（33:46）
- 我們都該放下自我犧牲的執念，好好為自己活（37:35）
- 詩歌三：游書珣　媽媽包（42:10）
- 楚蓁記憶中那個熱騰騰的便當（47:33）

一起聽故事

8

吃褪黑激素，真的能帶來一夜好眠嗎？

後來的一年開始在睡前吃褪黑激素，
從低劑量一路吃到每晚十毫克，
但他發現大概只能讓他維持兩到三小時的睡眠，
就會在凌晨一、兩點的時候醒過來……

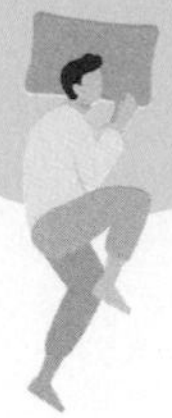

鍾太太完全看不出來已經是兩個孩子的媽了，他的氣質出眾，打扮像單身的時尚名媛，果然他好養生、愛運動，長年陪著兩個兒子住在美國加州，今年回來台灣過聖誕假期，順便進行全身大體檢。

這幾年陸陸續續出現失眠的情況，他一直都在加州當地的藥妝店試著買營養補給品改善，先是吃鎂鈣綜合錠、維他命D，後來的一年開始在睡前吃褪黑激素，從之前的低劑量已經一路吃到每晚十毫克，但他發現目前大概只能讓他維持兩到三小時的睡眠，就會在凌晨一、兩點的時候醒過來，常常因為時差，在凌晨三、四點和先生視訊後，也就再也無法入睡了。

這次回台灣作的健檢大致正常，抽血檢查都沒有大礙，四十多歲的年紀也還不到更年期，女性荷爾蒙指數還算正常，但他非常擔心自己的失眠，因為發現自己的睡眠越來越差，原本的好氣色這一年日漸消失，

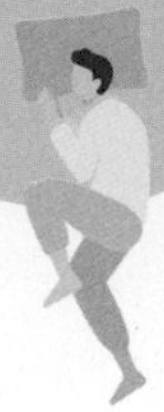

取而代之的是暗沉的黑眼圈，惱人的白頭髮也從一、兩根可以靠修剪掩蓋，現在到了他不得不染髮才能掩飾的程度。他既害怕吃安眠藥，也擔心自己的狀況會不會愈變愈糟，所以來我的門診諮詢。

一問之下才知道，他的失眠是由來已久，高中念書時只要一到大考，就會開始焦慮睡不好，雖然自己的母親在多年前已經因為癌症過世，他印象中媽媽也是從年輕就睡不好，的確他好像遺傳了母親的完美主義和緊張個性，因此現在長年一個人獨自在國外照顧孩子，朋友、親戚都在台灣遠水救不了近火，先生也長時間在台灣和中國經商，讓他積勞、緊繃，時常一個人挑著重擔感覺喘不過氣。

你也曾經因為失眠，服用國外帶回來的褪黑激素嗎？失眠的原因很多，鍾太太因為遺傳淺眠的體質，加上容易焦慮和要求完美的個性，導致無法好好深眠，也難怪褪黑激素對他來說就像味素藥一般，一點也使不上力了。

睡眠解碼

大腦分泌的天然助眠劑

其實人體本來就會產生天然催眠劑「褪黑激素」（Melatonin），褪黑激素可抑制交感神經，降低血壓、心跳，讓人感到放鬆、睏倦，幫助進入睡眠。隨著太陽下山，大腦松果體就會開始分泌褪黑激素，多半在晚上八到十點之後，當濃度上升累積到一定量時，我們就會開始產生睡意，這就是我們身體內在生理時鐘，正在順利運行的結果。

「光線」是影響褪黑激素分泌的主要因素，白天第一道光線穿過視網膜，進入視交叉上核，就會發送神經訊號到松果體，抑制褪黑激素分泌，**當褪黑激素的濃度銳減，腎上腺同時開始分泌壓力荷爾蒙皮質醇（Cortisol），就是我**

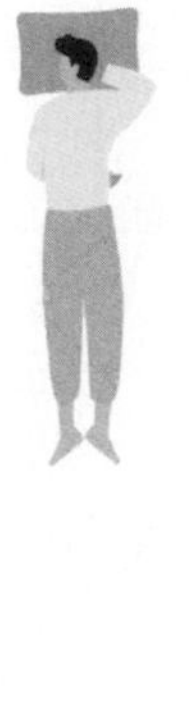

們早晨會變得清醒有活力的原因，同樣的，這個機制就是「生理時鐘」鬼斧神工的作用。

被擾亂的生理時鐘

然而若我們習慣在晚上工作，或像鍾太太時常必須因為時差跟先生或台灣的家人在半夜視訊，**在睡前使用手機、電腦、平板玩遊戲、追劇，螢幕發出的藍光頻率就會透過眼睛，進而抑制褪**

圖 5：一天中褪黑激素的分泌情形

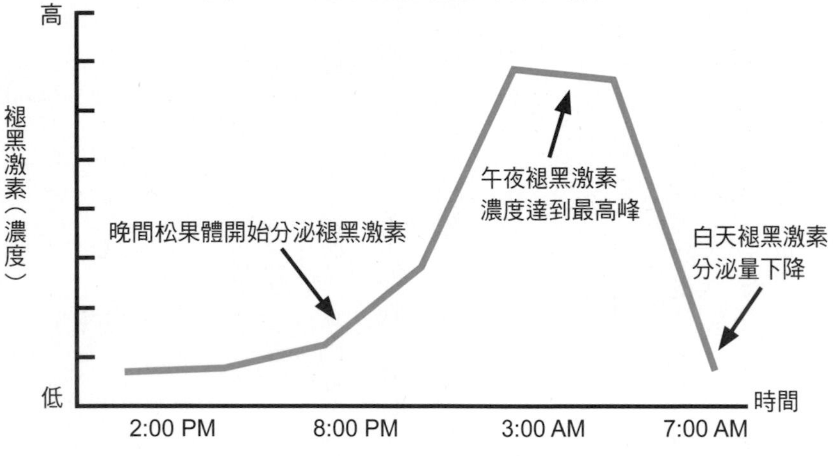

正常情況下，褪黑激素在晚上八、九點開始大量分泌，讓我們產生睡意，並在半夜一點到三點間達到高峰，穩定睡眠狀態。

黑激素分泌，讓我們失去了這個天然的催眠劑，不容易入睡，或難以進入深層睡眠；又或是長期值大夜班、輪班工作，作息與白天日光照射不同步，也會影響褪黑激素分泌，造成生理時鐘紊亂。（圖5）

此外隨著年紀增長，褪黑激素分泌量也會漸漸減少，**年紀約莫四十五歲左右時，褪黑激素的分泌量就有可能下降20～30%左右**，因此老年人口容易有失眠、淺眠、易醒的問題，褪黑激素分泌不足也是重要原因之一。

褪黑激素並非萬能

歐洲食品安全局（European Food Safety Authority）回顧了褪黑激素的研究後，在二〇一一年認可褪黑激素可幫助減少入睡所需的時間，但也有文獻回顧分析，認為褪黑激素對於治療失眠功效「微弱」，其實這樣的差異是可想而知，因為失眠的原因太多，就如我們知道褪黑激素可以幫忙放鬆，但畢竟導睡的效果，或許在淺眠的人身上就無法幫助維持深層睡眠，或是在治療容易覺醒、易早醒的短眠症狀效果不彰。

所以在這裡還是要提醒大家，褪黑激素並不是萬能，尤其在台灣也並不是合法販賣的藥物。如果你是以下狀況，或許初期能試著短期服用褪黑激素改善：

❶出國或因工作必須短暫調整時差。

❷因為夜班、輪班工作導致入睡困難。

❸延遲型睡眠週期症候群 Delayed sleep–phase syndrome 患者（因為生理時鐘向後移，導致晚睡晚起，見本書第六十八頁）。

科學家發現褪黑激素的理想劑量因人而異，體重、新陳代謝和整體健康狀況，都可能影響身體對補充褪黑激素的反應，美國國家睡眠基金會（National Sleep Foundation）建議，褪黑激素可以在睡前一小時服用，成人每天的補充劑量在0.2毫克至5毫克間，可以嘗試從低劑量開始，觀察是否有不良副作用，若助眠效果不理想，建議尋求專科醫生的幫忙。

褪黑激素過量時對於改善睡眠的效果不見得會更好，還可能會出現頭痛、頭暈、噁心、昏沉等症狀，以及較不常見的短暫抑鬱感、腹部絞痛、煩躁、警覺性降低、低血壓的副作用，雖然在許多地方已經是開架式的購買選項，但在使用上還是要小心謹慎。

好眠Tips

❶ **從食物中攝取舒眠因子**。多食用富含色胺酸的食物，也有助於褪黑激素和血清素製造，血清素在白天自然分泌，可以幫助注意力集中、穩定情緒，協同褪黑激素的作用，都可以成為幫助我們入睡的好成分。幫助大腦產生舒眠效果的食物有：

- **核桃、杏仁等堅果類**。

- **燕麥、糙米等全穀類。**
- **蛋、馬鈴薯、南瓜、菇類。**
- **海帶、高麗菜、深綠色蔬菜。**

❷ **睡前三小時就可以開始刻意調暗燈光，**避免光線刺激，利用「聽」音頻或舒緩音樂，取代「看」手機、平板，也能幫助褪黑激素發揮最大助眠功效！

❸ **補充褪黑激素時需注意：**

- 褪黑激素在台灣還不是合法販賣的助眠產品。
- 褪黑激素攝取過量有可能適得其反，建議可從小劑量0.2毫克開始逐量增加，並觀察身體有無不適反應，若助眠效果不佳，建議找專科醫師協助。
- 褪黑激素易受光線影響而被抑制，因此補充褪黑激素時要避免暴露在強光下，可戴墨鏡、使用遮光窗簾，也要避免接觸手機、螢幕發散的藍光。

ASMR生活環境音

手沖咖啡、翻書寫字、貓咪圍繞的那個早晨

掃描QR Code
聆聽及觀看

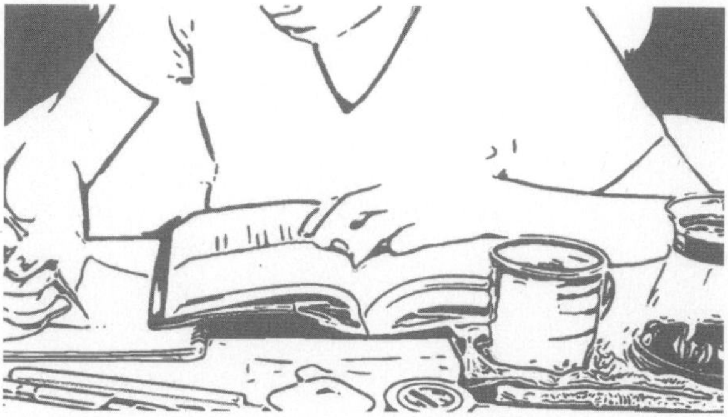

#閉上眼睛靜心聆聽，你聽到了哪些聲音呢？

- 咖啡豆灑落至磨豆器中的聲音
- 磨豆器的齒輪輾磨咖啡豆的聲音
- 取出盛裝著咖啡粉的木盒子時，木盒的敲擊聲
- 摺疊濾紙的聲音
- 熱水倒進銅製手沖壺的聲音
- 玻璃器皿互相碰撞的聲音
- 咖啡粉倒入濾紙中的聲音
- 熱水經過咖啡粉浸潤，過濾滴落至咖啡壺中的水聲
- 啜飲咖啡和吞入喉中的聲音
- 雅惠和貓咪萊荔的呢喃低語
- 貓咪萊荔撒嬌時的咕嚕咕嚕聲和叫聲
- 翻閱書本時紙張摩擦的聲音
- 作筆記時鉛筆寫字和彩色筆畫圖的沙沙聲
- 撕開紙膠帶和黏貼至筆記紙上的聲音

chapter

2

到底為什麼睡不好

睡夢中的干擾和異常現象

9

呼吸中止，睡到一半不呼吸，會突然走掉嗎？

其實他先生睡得比他還差，
他注意到先生睡到一半好像會停止呼吸！

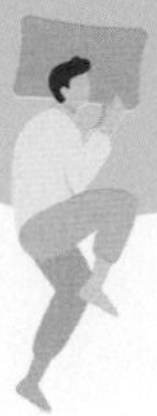

李太太是我的頭痛老病人，更年期後就痛得厲害，在門診調理了半年，漸入佳境，也開始逐步減藥了，事隔一個月的返診，他卻告訴我最近頭痛得厲害、睡得十分糟糕，原本還以為是他又沒有好好吃藥跟調整生活作息，我準備開始嘮叨了，眼角卻突然瞥見陪著他一起來看診的李先生，怎麼帶著濃濃的黑眼圈、無精打采的，看起來十分不舒服。

一問之下，李太太才說，其實他先生睡得比他還差，他焦急地接著說：「而且我先生好恐怖，我最近起來上廁所的時候，注意到他睡到一半好像會停止呼吸！」他會嚇得趕快把先生搖醒，雖然他先生總是不知道發生什麼事，半夢半醒又睡著了，但他感覺呼吸停止的時間越來越長，而且打呼的聲音愈來愈大。

他們是自己開公司的，沒有一定需要起床的時間和需求，所以他先生總是睡到中午，還不願意起床，說自己非常疲倦。也因此最近李太太

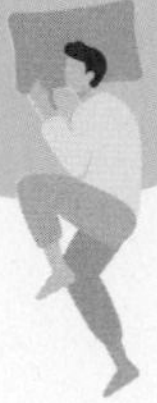

開始非常擔心，他心急問我：「鄭醫師，我先生會不會在睡夢中突然走掉啊？如果他真的不呼吸了，我該怎麼辦？」

他說完這些事我才知道，原來是擔心他先生會在睡中突然走掉，李太太晚上睡得好不安心，每天晚上都睡睡醒醒，因為他花好多時間觀察先生的呼吸，一到睡覺時間就變得特別焦慮，睡得不好，也難怪李太太最近會強烈地頭痛。

我也才了解，這時候要治好李太太的頭痛，最重要的，反而是幫忙李先生改善睡眠呼吸中止的現象，就這樣，夫妻倆都成了我的病人。**你自己或床伴也有嚴重的打呼或呼吸中止現象嗎？為什麼這會造成身體健康的威脅呢？**

睡眠解碼

「阻塞型」的「睡眠呼吸中止症」

睡眠呼吸中止的症狀，是指我們在睡眠的時候，我們的呼吸，因為某一些原因而突然停滯的現象。嚴格來說，我們可以稱李先生的這個病症，為**「阻塞型」的「睡眠呼吸中止症」**。

以台灣本地的調查數據顯示：**男性、體型較肥胖、脖子較粗短、年紀較大、有過敏性鼻炎的人，都容易會患有阻塞型的睡眠呼吸中止問題**。那是因為睡眠呼吸中止發生的原因，是我們的上呼吸道，因為某一些軟組織塌陷、鬆軟，像扁桃腺、懸壅垂這些軟組織過度地腫大，或因為感染、過敏導致鼻咽部不通暢，又或者有鼻、口咽部的結構異常等等，導致上呼吸道的堵塞不通順，所以我們才會說這類型的症狀，為「阻塞型」的睡眠呼吸中止。

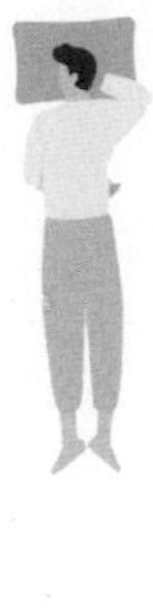

而且因為睡眠當中，我們肌肉及軟組織的張力是特別放鬆的，所以患者有**可能就會因為軟組織特別放鬆，再加上「仰躺」姿勢的關係，導致我們呼吸的通氣道被堵塞了**，使得我們在睡眠中，會短暫卻頻繁地發生呼吸中止或是停滯的現象。

呼吸中止會真的走掉嗎？

有睡眠呼吸中止的患者，因為前面提到的口咽部軟組織塌陷，在晚上睡覺時，會特別容易打呼，可能在睡眠中突然就不呼吸了，而這樣的狀況大概會持續十到十五秒之後，再突然倒抽一口大氣，繼續呼吸，旁人看到的確是很驚嚇，但往往病人本身不自覺。雖然病人不至於因此而不呼吸走掉，不會導致死亡，但可想而知，睡眠一直被中斷，就會導致白天的時候感到特別地疲倦，還有許多後遺症。

在睡眠當中產生了呼吸暫停的現象，這個時候，我們身體的通氣量及血氧量，就會明顯地下降，有研究報告指出，這樣的症狀，**會使我們罹患高血壓、糖尿病的比率增加，而我們最不想要的後遺症，像是中風跟心肌梗塞，發生的機率也會跟著增加**。

常見的狀況還有，早上起床容易頭痛，白天也會有特別嗜睡的問題，可能在騎車或開車行進的過程中，遇到塞車或是在等待號誌燈時就會真的睡著，所以統計報告也顯示，睡眠呼吸中止的患者，在白天發生交通意外事故的比例是偏高的，也因此我告訴李太太，要小心的是睡不好之後的問題，倒是不需太擔心睡夢中會走掉的事。

好眠Tips

1. **第一件要做的事情，就是「減重」**。如果減重了，我們的軟組織會隨之比較萎縮，去除了肥胖或鬆軟的軟組織，我們的呼吸道空間自然就會打開，睡眠中通氣量就會增大。

2 **再來就是「改變睡姿」**。我們通常發現有睡眠呼吸中止問題的人，大部分都喜歡採仰躺的姿勢入睡，這個睡眠姿勢最容易造成口咽部的軟組織塌陷，所以若是可以改成側躺，或者是趴睡，通常就有滿大的機會可以改善呼吸中止的現象。

3 如果以上兩件事情都做了，可是還是發現睡眠呼吸中止的現象仍舊明顯，可以試著配戴連續性的正壓呼吸器，在睡眠過程中，配戴一個有壓力的呼吸器去幫助你打開呼吸道，但我還是建議以減重跟改變睡姿為優先，因為有些朋友一旦戴上呼吸器，反而睡得更差。最後一步，才採取更積極或是侵入型的作法，做口咽部的整形，去幫助患者剔除一些軟組織，或是配戴一些口咽部的矯正板，讓我們的舌頭往前一些，舌頭便不至於在躺下時往下滑，阻塞到呼吸道。

10

夢遊不是夢，卻會吃下三個便當變成半夜大食怪！

從五十公斤，在短短幾個月中爆胖到快六十五公斤，
所有好看衣服幾乎穿不下，
臉上還爆滿痘痘，整個人情緒也陷入谷底……

小柔是外拍界小有名氣的小模，他自己也經營了一個賣衣服的網拍小店，從批貨到試穿、拍照上架，全部都是自己來，也多虧他與生俱來的眼光和品味，最近才剛滿二十五歲，就已經賺進人生的第一桶金，我們總是笑稱他為最年輕的老闆娘。

回想一年前，他初來我的門診，是最低潮的時候，那時他幾乎丟光了所有的接案工作，整整半年幾乎沒有收入，因為當時的他從五十公斤，在短短幾個月中爆胖到快六十五公斤，所有的好看衣服幾乎穿不下不講，臉上爆滿痘痘，整個人情緒也陷入谷底，而且因為已經連續一個星期都沒有辦法好好睡了，希望我能幫忙治療他的失眠。

雖然他來門診時是為了他的睡眠，但我實在沒辦法忽視他體重急速增加的問題，我覺得奇怪，也擔心這是身體有什麼潛在疾病，所以追問了他平時進食和三餐飲食的情況，有趣的是，他說因為外拍工作的需求，其實他長期都很注意熱量攝取，平常很努力節食，戒掉他最愛的甜

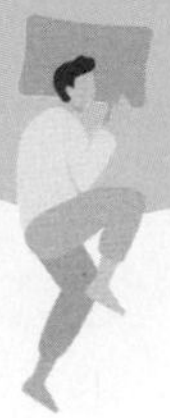

食，晚餐也幾乎不攝取澱粉，所以對於體重暴增他也非常困擾。

問到最後，他才吞吞吐吐地說，其實他想要治療失眠，最大的原因跟最近發現的異狀有關，他自己一個人住，但卻發現最近家中常會有奇怪的垃圾，尤其是一覺醒來，常常他的小廚房裡會一團亂，櫥櫃裡的調味包跟零食常常像被搶過一樣凌亂不堪。

他平常為了省錢，習慣會在便利商店買能夠微波加熱的便當當作午飯，一次買一週份，三、五個放在冰箱存著慢慢吃，誰知道最近有一天他一早醒來，發現自己肚子撐得快要爆炸，一看垃圾桶裡有三個便當已經吃完的塑膠盒，打開冰箱發現冰在裡面的三個便當不翼而飛，這才意識到事態嚴重了。

原來他的體重飆升和睡眠不良，可能都跟半夜會無法控制自己，在無意識的狀況下起來找食物跟吃東西有關！**你或朋友家人有體重飆升、無法控制的困擾嗎？睡夢中曾有過無意識的夢遊現象嗎？**

睡眠解碼

睡夢中無意識的遊走和進食

夢遊的英文是「Sleepwalking」，其實夢遊不是一定就跟「夢」有關，除了無意義的遊走，突然無意識地從床上坐起，不自覺地找尋食物跟吃東西，甚至開車出外，都是夢遊的症狀。

睡眠時，正常大腦負責管控意識、身體活動的部分都進入休息狀態，然而夢遊患者的大腦內，處理意識的部分休息了，但負責四肢活動的腦神經卻依舊興奮活躍。青春期後大腦發育成熟，入睡後部分大腦細胞會持續處於抑制休息狀態，但如果腦神經受到藥物、壓力等干擾，就有可能讓控制運動功能的腦區在入睡後興奮活化，進而出現夢遊狀態。

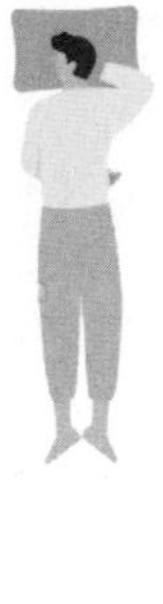

夢遊最容易發生的階段是「深層睡眠期」（非快速動眼期），而不是容易作夢的「REM 快速動眼期」，因此夢遊的成因和做夢並不一定相關，也因為**夢遊主要發生在深眠期，所以夢遊較容易發生在睡眠週期的前半段**，也是深層睡眠集中時段，例如十二點入睡，夢遊較容易發生在一點到三點間。從夢遊中清醒，或第二天早上醒來，大多無法記得發生什麼事情，因夢遊發生在深層睡眠，**多屬於無意識階段，因此許多在夢遊中被喚醒的人常會錯愕自己怎麼不在床上。**（見第六十五頁，圖2）

睡眠相關的進食失調症

小柔的狀況特別與進食異常有關，**這是 Sleep-related eating disorder，與睡眠有關的飲食失調症**，也是異睡症的一種，常在夢遊的時候發生，**會失控和頻繁在睡眠中大量進食，常常會傾向吃高碳水化合物和高脂肪的食物**，最危險的是也有可能在沒有意識的情況下，吃進不可食用或有毒的物質，例如沒有烹煮過的冷凍食品、調味料包、咖啡渣、清潔溶液或是菸蒂。

就像小柔並不記得發生過什麼事，通常都是發現奇怪的垃圾或烹煮痕跡，隔天醒來發現衣服上有不明的食物殘渣，或是發現自己體重異常增加，才知道自己可能罹患了這種疾病。

通常有一些情況會增加我們產生「睡眠有關的異常進食」風險，平常我們要特別小心：

❶原本就有睡眠障礙，例如長期失眠、阻塞性睡眠呼吸中止、夢遊的病史、嗜睡症或不寧腿症候群。

❷沒有和專業醫師配合的情況下，**自行服用鎮靜安眠藥物**。

❸夜晚過量飲酒。

❹白天飲食失調，例如厭食症或長期不正常節食。

❺平時生活或工作壓力高張，或有焦慮、憂鬱問題。

❻親人（父母，子女或兄弟姐妹）患有睡眠障礙或夢遊。

❼長期睡眠不足或熬夜。

❽有發燒感染症狀（尤其是兒童）。

好眠Tips

① 若自己或家人有類似夢遊或進食異常的狀況，導致白天嗜睡，甚至在事件中反覆受傷，或是有離開家中的可能，因為壓力、焦慮或其他心理因素而導致長期睡眠障礙，這些現象都不要忍耐，需要尋求更進一步的醫療診斷與協助，免得因為無意識地遊走或吃下有毒物質，發生嚴重潛在的傷害。

② 若自己或家人曾發生夢遊，除了接受專業治療之外，我們也要打造安全的睡眠環境，預防他們在夢遊期間受傷、或傷人，例如別讓孩子睡在雙層或是較高的床上，入睡前將鋒利、易碎物品收好，在樓梯上裝上安全門，並將廚房或是櫥櫃及門窗上鎖。

❸ 到底該不該叫醒夢遊的人？若夢遊者做出危及自己或他人安全的行為時，就要小心喚醒夢遊者，或是幫助他脫離險境。夢遊者剛被喚醒時，因為從深層睡眠突然醒來，可能出現暫時性的認知下降狀態，讓他們突然無法認出熟識的人、自己在何方，因此出現困惑，甚至驚慌或攻擊行為，因此若夢遊者正具有危險性，像是手中握著菜刀或是正在用火時，就最好別突然或太過於急促喚醒他們，最好輕輕攙扶他們的手臂，溫柔引導他們回到床上。而若夢遊者只是無意識地遊走，也是輕輕引導他們回到床上即可，不用急著喚醒他們，讓他們保持安全，待情緒穩定下來和回到床上，再輕輕溫柔地喚醒他們。

11

睡到痛醒！定時發作的鬧鐘型頭痛，叢發性頭痛

每天到了睡覺時間，就開始恐懼這種爆炸頭痛又要來找他。這幾天除了凌晨痛醒，下午一、兩點也會準時頭痛爆發……

因為失眠和頭痛來找我的病人很多，但這個三十五歲的業務李先生，讓我印象深刻，那是一個入秋的季節，我還記得那天早上突然變得冷颼颼，原本太陽高照的天氣突然驟變。

你能想像一個西裝筆挺的大男人，是痛不欲生，紅著眼，流著一把眼淚、一把鼻涕進到診間嗎？他滿身菸味，嗆得我必須把診間內的空氣清淨機轉強，才能和他好好地說話，但我知道那是因為他痛到抓狂，原本已經是老菸槍的他，只好菸癮加倍，試圖想要去緩解自己的疼痛和焦慮，他說：「兩週前開始總是半夜頭痛，儘管這幾天睡前，吞了一把藥房買的頭痛藥加感冒藥，還是準時在凌晨兩、三點的時候痛到驚醒過來。」

這個情況搞得他現在夜夜失眠，甚至超級害怕入睡，每天到了睡覺時間，就開始恐懼這種爆炸頭痛又要來找他了。這幾天除了凌晨痛醒，

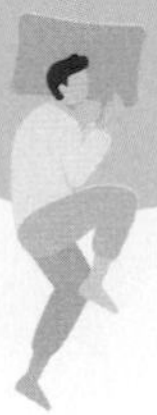

下午一、兩點的時候也會準時頭痛爆發，他是這麼形容的：「每次真的都痛到很想撞牆！」於是從小就十分不喜歡看醫生的他，終於不情願地踏進我的診間，因為這兩週連續睡不好，導致他每天像遊魂漫不經心，早上跑業務的時候還差點騎機車跟人對撞。

這樣子會半夜痛醒，令人痛到想要撞牆、吃止痛藥也沒有用的頭痛，到底是一種怎麼樣的頭痛呢？

睡眠解碼

睡眠中發生的頭痛要特別小心

在大家的經驗中，頭痛都是睡覺時會緩解，休息能改善頭痛，對吧？所以在半夜會痛醒的頭痛，多半都要特別注意。**這可不是一般的偏頭痛，而是俗稱鬧鐘型頭痛的「叢發性頭痛」**。主演哈利波特這個角色的男演員——丹尼爾雷德克里夫，也被揭露可能罹患有「叢發性頭痛」，每次發生都疼痛難耐、影響睡眠。

為什麼它叫叢發性頭痛，**這個「叢發 Cluster periods」，代表的是它只會在每一年固定的時候發生，一發生就密集發作**，譬如說，常見在秋冬交際，大概十到十二月的時候，或者是進入春天的時候，也就是大概在三到五月的時候，十分容易發作，然後每一次就不間斷地發生幾個禮拜到幾個月，其他時間

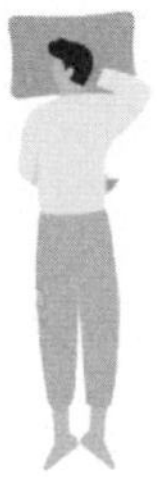

則完全好好的，**而且它的特色是「鬧鐘型」的頭痛，也就是說一整天固定在某個時段發作**，譬如說李先生就都在凌晨發作。

不是一般偏頭痛，時常被誤診

叢發性頭痛也很常被誤診，以台灣的研究而言，通常一個人第一次發生叢發性頭痛之後，**平均來說有可能需要六到八年，才會被正確地診斷出來**，平時就被當作失眠或是一般頭痛吃吃止痛藥、肌肉鬆弛劑，但效果通常極差，那是因為這種頭痛會發生，在腦中的病生理機轉，跟我們一般所認知的偏頭痛是完全不一樣的。

叢發性頭痛發生的原因，涉及我們腦中「下視丘」、「三叉神經血管系統」以及「自主神經系統」的失調，下視丘是掌管我們生理時鐘和日夜節律的地方，它本身就是我們身體裡的天然時鐘，這也就是為什麼，叢發性頭痛會在一天當中固定的時間發作。我們在治療這樣特別類型疼痛的時候，**不只是止痛，還會給予神經調節用藥**，通常視情況可能包含有鈣離子阻斷劑、鋰鹽……等特別的用藥，比起吃止痛藥，在特殊配方組合下，才會是比較有效而且安全的治療方法。

如何區辨痛到想撞牆的「叢發性頭痛」？

我來教教大家辨認這種頭痛，其實不難。叢發性頭痛除了定時發作、半夜痛醒，還有很重要的特色，就是當它發作時，半邊的眼睛跟鼻子會流出眼淚跟鼻涕，這是很少見的現象吧，一般來說，偏頭痛就算是痛到哭出來，也是雙眼流淚，不會只有單眼的問題。

這是因為叢發性頭痛發作的時候，**常常伴隨自主神經症狀**，包括眼睛紅、單邊眼睛流淚、流鼻水、眼皮下垂、臉部會冒汗等等，所以我們會發現這個人的**臉部樣態會開始變化，半邊的臉時常會異常腫脹，臉部線條會很猙獰，臨床上我們常說這個樣態就像是「獅子臉」**。

通常容易罹患叢發性頭痛，**以男性朋友居多，而且都是菸癮和酒癮頗重的人**，因為科學家發現，酒精、菸裡面的尼古丁，會刺激叢發性頭痛的發作活性，所以飲酒還有抽菸的頻率要盡量地降低，別像李先生為了讓自己好一些反而抽更重，反其道而行，加重了疼痛的活性。

另外，科學家也發現叢發性頭痛跟憂鬱的情緒還有失眠也息息相關，平常情緒比較低落或是長期睡不好的人，更會發作這種頭痛，由此大家可以知道：「**疼痛、情緒、睡眠是鐵三角關係，息息相關！**」

好眠Tips

❶ 如果你的睡眠不良和半夜頭痛相關，別忍耐，要探尋頭痛的原因及治療的可能性，別當一般睡不好來處理，也不要一直吃止痛藥解決。

❷ 不管是任何類型的疼痛，尤其是叢發性頭痛，記得一定要讓自己的情緒保持在穩定的最佳狀態，也要讓自己的睡眠夠長、夠穩，這是緩解疼痛的關鍵。

❸ 由於叢發性頭痛在腦中的致病機轉跟一般頭痛很不相同，所以對一般止痛藥的效果非常差，因此當你自己或身邊的家人朋友懷疑有這種頭痛的時候，別忍耐吞止痛藥，記得先尋求頭痛專科醫生的幫忙，使用其他特殊種類的神經調節用藥可能幫忙更大。

❹ 入秋冬或者是入春的時節，因為氣溫天候轉變，這些時間多半日夜的溫差都會很大，所以有失眠或頭痛的朋友，記得在這個時候一定要做好保暖的工作，也會對疼痛引起的睡眠障礙有幫助。

12

恐怖的鬼壓床，想動不能動，睡眠手腳癱瘓！

在我還沒有準備好的情況下，就已經失去意識入睡了。但那晚在睡眠當中，我經歷了人生第一次的鬼壓床。

病人或社群朋友常常會問我：「鄭醫師，你懂這麼多睡眠科學，是不是總是睡得很好啊？」我笑說：「就算我懂睡眠，也是個跟大家一般的平凡人類呀，當然也會有睡不好的時候！」這裡就跟大家分享一個我的睡眠異常經驗。

我平時是個還算好睡的人，除非壓力大或有重大的心事，就難免會在睡前掙扎一下，大腦翻攪一陣、停不下來，不過一旦入睡了，往往都能一覺到天亮，作夢的機會也少。但還是住院醫師時，我自己卻經歷了人生中第一次的「鬼壓床」經驗，我才知道病人常常跟我形容的那種恐懼感，是如此地真實而且嚇人。

還記得那陣子，因為手上有幾個老師交代的專案正如火如荼地同步進行，平常臨床照顧病房、看病人、值班的時間不能犧牲，於是短暫的兩、三周都在熬夜工作。幾乎眼睛張開就在工作中度過，星期一到星期

日都沒有休息，而且這就是莫非定律吧，正好在最忙的時候，偏偏工作團隊突發性地出現了一些人事問題，必須絞盡腦汁處理。

這樣的日子持續了幾週，每天與疲勞和壓力共處，我還記得那天晚上，應該是連續馬不停蹄地趕工作進度好幾天了，前一天又剛好熬夜值班，其實我是已經累癱的，大概凌晨一、兩點工作告一段落上床睡覺，在我還沒有準備好的情況下，就已經失去意識入睡了。但那晚在睡眠當中，我經歷了人生第一次的鬼壓床。

一直到現在我都還清楚地記得當時的情節和情緒，在睡夢中我可以清楚看見和感覺到自己正趴睡在光線昏暗的臥房床上，我很真實地聽到有非常非常多的人，正在我的身邊大聲地吼叫和說話，雖然看不見是誰，也聽不清楚確切的內容，但我可以感覺到自己十分地驚恐和害怕，我甚至意識清楚地知道，我應該就是正在面臨典型的睡眠麻痹吧，我告訴自己：「一定要想個辦法脫離這個情境！」

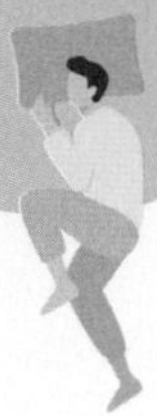

我感覺無法移動任何肢體，所以還記得自己想了一個妙招，想要掙扎脫離那個狀態，我努力地對著床頭的手機大喊，想要喚醒手機的人工智慧語音助理，所以我大喊：「嘿Siri！打給達賴喇嘛！Siri！打給達賴喇嘛！」但無論我如何大聲地呼喊，我的手機畫面一動也不動，當然，達賴喇嘛也沒有接到我的電話（苦笑，我甚至想打給一個在現實生活中根本不相識的人，人在睡眠狀態中的想像力真的無窮啊）。我就這樣可能掙扎了將近半個小時之久，直到我鼓起最後一絲力氣，氣憤地想要翻身去摔落那個拋棄我的失靈手機，那一刻，我突然從睡夢中清醒過來。起床那一刻，我背脊濕透了，我還可以感覺到心裡深刻的恐懼和不安。

你也曾經發生過鬼壓床，或是像我一般睡眠麻痺的情況嗎？那是什麼樣的生理狀況，我們又為什麼會發生這樣的睡眠異常現象？真的是遇到鬼怪了嗎？

睡眠解碼

你是否也曾在夜裡醒來，卻發現自己動不了，甚至感覺自己漂浮在半空中，看到超自然景象，彷彿被神祕的力量控制了，**這種被稱為「鬼壓床」的現象，在臨床上是典型的「睡眠麻痺（Sleep paralysis）」現象，或稱「睡眠癱瘓」**。

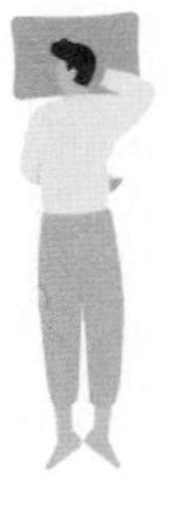

可能引發睡眠麻痺的危險因子：

❶ 平時睡眠不足、過度疲勞。

❷ 壓力大、高張緊繃情緒。

❸ 平時就有睡眠障礙，例如失眠、淺眠反覆覺醒、睡眠呼吸中止症的患者。

❹ 學生族群，可能因青春期荷爾蒙濃度劇烈變化，或課業壓力及熬夜情況導致。

❺ 作息時間不規律，例如輪班或值班工作。

❻ 情緒問題，如焦慮或憂鬱。

❼ 習慣仰睡姿勢的人。

鬼奪走了控制身體的能力？

根據睡眠麻痺文獻探討研究，約有7到8%的人一生中至少經歷一次睡眠麻痺經驗，學生族群的盛行率更提高到25到30%，偶發的狀態下是正常的生理現象，不用太過擔心。但有時睡眠麻痺是疾病的表現，**像是有創傷後壓力症候群的患者發病率更高，睡眠麻痺也是猝睡症（見本書第一百七十六頁）的常見症狀**。

睡眠麻痺是一種意識幾乎清醒，但無法控制身體的狀態，如果用燈光表示清醒和入睡狀態，睡眠麻痺有點像是開關切換不靈，燈光閃爍跳躍的狀態。

睡眠麻痺通常發生在清醒和睡眠之間，例如剛入睡和快要睡醒之際，大腦的某些意識部分醒了，但控制動作的部分卻依然熟睡，在這段期間，可能有幾秒鐘到幾分鐘無法移動或說話，有時候甚至長達兩小時，有些人還會感到胸悶、胸口被大石壓住或窒息。

大多數睡眠麻痺發生在患者突然從快速動眼期，也就是作夢高峰期醒過來的時候，**在這期間，大腦會啟動內建的安全機制，讓肌肉進入放鬆狀態**，避免我們隨著夢境起身活動傷害到自己，因此，睡覺時大部分的肌肉都無法隨意活動，彷彿麻痺或癱瘓一般，而患者意識快醒過來時，這些被麻痺的神經尚未活化，也就出現「鬼壓床」現象。

不只被鬼壓，有人還會看到鬼?!

有過睡眠麻痺經歷的人，常會感覺到房間中有不明「異物」，二〇一九年發表在《Sleep Medicine》上的一項研究統計，一八五名被診斷患有睡眠麻痺的患者中，約有六成的人感覺到他們房間內還有其他東西，通常是「非人類」，另外約有兩成的人會彷彿看到房間裡還有陌生人。

常見睡眠麻痺症狀：

❶身體無法動彈，有些人無法說話。
❷恐慌、聽覺和視覺上的幻覺、耳鳴。
❸感覺周遭出現陌生人或不明物體，使人感到備受威脅。
❹胸悶、呼吸不順暢、感覺胸口有重物壓住。
❺假醒（以為醒過來後，卻發現自己還在夢裡，現實中也還處在睡眠狀態，通常會重複多次，並對這種無止境的重複產生恐懼）。
❻感覺自己靈魂出竅，漂浮在身體上方觀察自己。

當我們經歷睡眠麻痺時，腦中處理恐懼、情緒的杏仁核也跟著活躍，並將危機訊號傳至其他腦區，讓患者陷入警覺狀態，所以我們常會感到恐懼跟備受威脅，**也常會產生幻覺、幻聽現象**，分不清是夢還是現實。而此時感受到的胸悶或是胸口被壓住的感覺，則是因為這段期間，**胸口的肌肉運動也被抑制**，因**此睡眠麻痺患者，可能會感到呼吸困難，或有東西壓在身上**。

好眠Tips

睡眠麻痺可以初步透過調整生活作息來改善，例如：

❶ **安排睡前固定的放鬆時刻**。尤其睡前要盡量避免情緒起伏，或是避免從事需要高度用腦的活動。

❷ 平時就要避免使用會影響神經穩定的成分，例如菸草、大量酒精。

❸ **睡覺前盡量不吃大量宵夜**。晚餐時也要避免過於油膩、刺激性的食物。

❹ **維持正常作息時間**。盡量不要熬夜，並保持充足睡眠時間。

❺ **盡量確保睡眠不會被打亂**。例如睡前排尿清空膀胱，將毛小孩與自己分房睡，因為若是在晚上反覆醒來，是引起睡眠麻痺的潛在危險因素。

❻ **盡量不要仰臥著入睡**。研究發現，「仰睡」姿勢可能會增加睡眠麻痺的機會。

❼ 在睡眠麻痺期間，雖感覺自己無法移動手腳，但盡量告訴自己不要慌張，可以試著專心地，先動動局部的手指或腳趾，來打破睡眠麻痺的狀態。

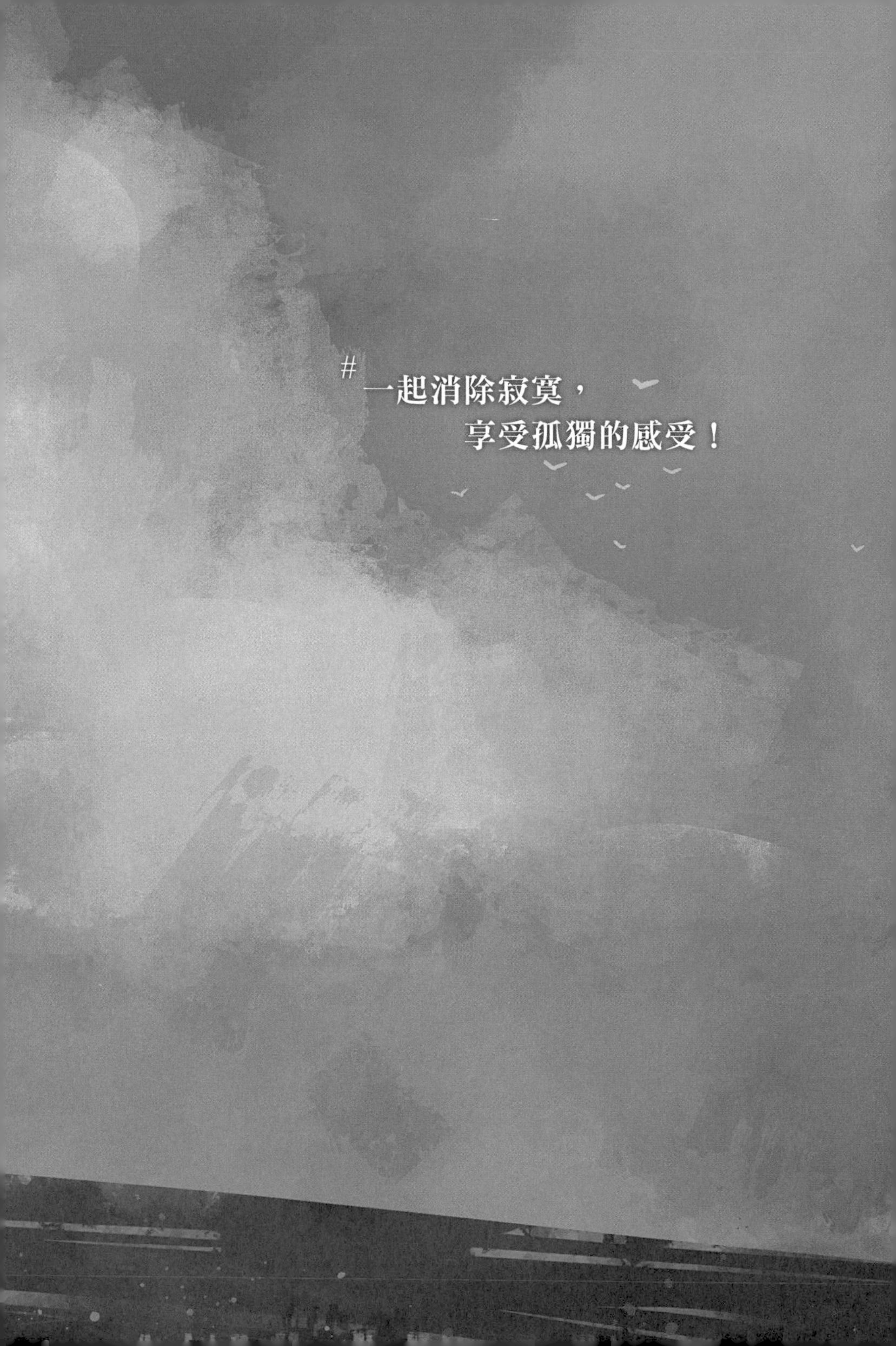
#一起消除寂寞，
享受孤獨的感受！

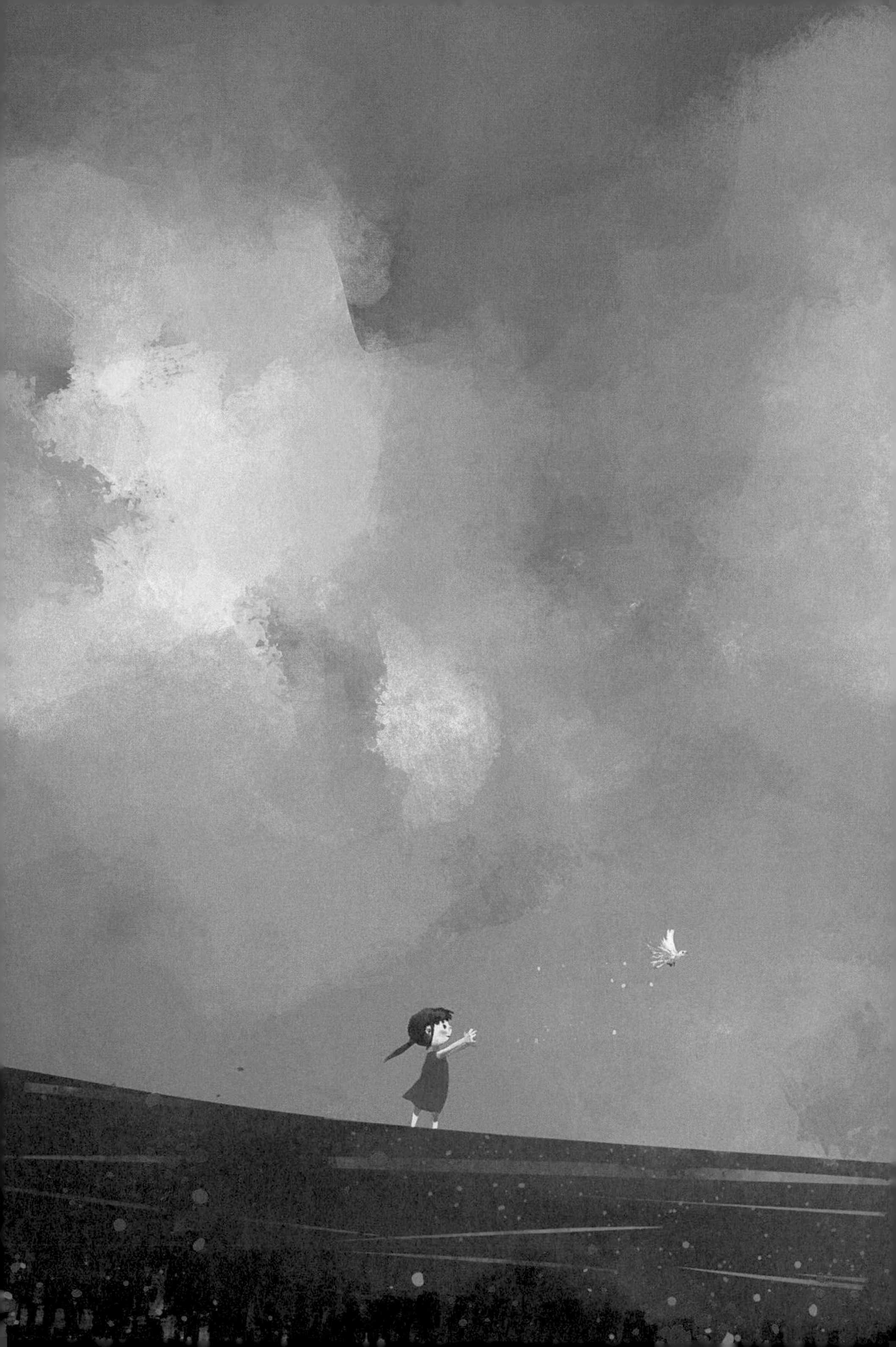

ASMR 大人的睡前療癒故事

詩歌良藥：你感到孤單或寂寞嗎?!一起讀「孤獨」詩！我們一起找到面對和享受孤獨的一點力量！

#用讀詩療癒自己

「孤單，是一個人的狂歡；狂歡，是一個人的孤單。」阿桑的歌聲傳遞著孤單的畫面，而你又是在什麼時候，會感到被寂寞包圍了呢？今天我們在詩歌的世界中，勇敢地跟自己對話，讓我們一起消除寂寞，並享受孤獨的感受！我也跟大家分享，在那個屬於我的少女時代，沒有捷運系統，但我和楚蓁利用穿梭市區的公車，花上兩個小時，只為了理解對方、陪伴對方的那段回憶！

#深夜播客

這是我為大家準備的大人睡前故事，希望用更溫暖療癒的內容陪伴你，讓我為你說故事，成為你的 storyteller，一起度過夜晚時光，陪你入睡！和我一起說故事給你聽的，是我的多年好友，王楚蓁老師。

#本集內容

- 大人睡前故事：
  楚蓁與淳予的公車療癒時間，在少女時代彼此理解陪伴的療癒力量（33:54）
- 你覺得孤獨嗎？還是寂寞？也覺得被世界遺忘了嗎？（00:43）
- 什麼！古代的孤獨跟現在的孤獨不一樣？！（02:21）
- 詩歌一：在陣雨之間　夏宇（圖像詩）（05:42）
- 你也害怕面對自己的陰暗面嗎？（09:23）
- 寂寞的感覺只發生在人際上？還是在你每天的工作生活中？（12:45）
- 詩歌二：無伴奏　鴻鴻（18:08）
- 你的身邊也有充滿負能量的孤獨使者嗎？（22:00）
- 詩歌三：錯誤的溫柔　陳曉唯（24:25）
- 強拉黑暗中的人，硬塞光明，真的溫柔嗎？（27:12）
- Ellen DeGenere「Relatable 感同身受」單口相聲專輯（30:26）
- 佛陀的拈花微笑（38:10）

一起聽故事

13

夜間頻尿！整晚都在跑廁所，怎麼會好睡！

夜晚睡覺的時候，
必須要不斷地起床上廁所，有時候睡不到五、六個小時，
就必須起床七到八次。

劉先生是職業軍人退休，長期深耕社區，已經當選了好幾屆的里長，平常社交活躍，但卻有一件讓他十分困擾和痛苦的事，就是不管他晚上再怎麼努力不喝水，可是每到夜晚睡覺的時候，就必須要不斷地起床上廁所，有時候睡不到五、六個小時，當中就必須起床七到八次，而且，每一次的尿量也都不少。

他氣著說：「白天也不至於這麼會尿，怎麼明明晚上都滴水不進了，還一直頻尿，我也才五十多歲，怎麼泌尿系統這麼弱，實在惱人啊！」

要不是因為夜晚頻尿讓他開始白天疲倦，整天無精打采，影響到他參與社區的活動，要面對並處理這樣的頻尿問題，其實讓劉先生實在難以啟齒。劉太太也非常擔心地補充說：「之前跑過好幾個醫院的泌尿科，檢查過程不是很舒服，結果也沒有太大異狀，就算勉強吃了攝護腺的調整藥物，夜間頻尿的狀況也沒有明顯改善！」

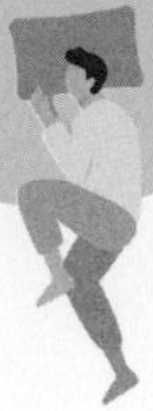

我能體會劉先生的心灰意冷，因為有這樣困擾來求診的人其實非常多，**夜間頻尿，就只是因為泌尿系統出了問題嗎？我們一起來了解睡眠中，我們的尿液生成，有著什麼樣有趣的機轉！而我們又要如何真正改善在睡眠期間一直起床上廁所的問題？**

睡眠解碼

睡前不敢喝太多水，害怕半夜一直跑廁所？真希望自己有個大膀胱能一覺到天明呀！然而有可能原因是完全相反的，也就是說可能是因為淺眠而導致頻尿，而非是泌尿系統出了問題而影響睡眠。

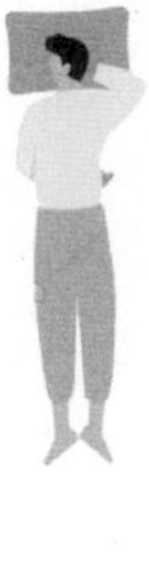

晚上為什麼會這麼頻尿？

有些人會疑惑，睡前已經非常地注意，並沒有攝取過多水分，怎麼還是這麼頻尿，是不是自己的膀胱出了什麼問題，才會導致睡眠中斷？很多朋友會說，其實我晚上也沒有真的睡得不好，但是我就是會一直爬起來上廁所，那到底晚上上幾次廁所才是正常的呢？

如果你一個晚上起來上超過兩次的廁所，那就代表你真的是有點夜間頻尿喔！夜間頻尿是指：因為感受到尿意而從睡眠中清醒，一個晚上超過兩次，睡

眠受到干擾，影響整體睡眠效率。

夜間頻尿原因很多，想知道自己是否因為淺眠而引起夜間多尿，可以先從觀察「白天」的排尿量、排尿狀況開始，排除頻尿是因為多尿或是泌尿疾病引發，**那麼夜間頻尿有那些常見原因：**

- **泌尿道問題：**大家最熟知的就是泌尿系統異常時，造成頻尿，像是有尿道或膀胱的發炎感染，或是攝護腺肥大等等。
- **內分泌疾病：**譬如糖尿病引起的多喝、多渴、多尿。或是腦下垂體疾病引起的多尿。
- **周邊循環差：**如果我們白天的時候，循環跟新陳代謝太差了，在晚上平躺的時候，周邊的水分跟血液，會集中地回到我們的心臟，這個時候我們尿液的生成就會變多，晚上就容易產生頻尿。譬如因為心衰竭、腎臟疾病、甲狀腺疾病或糖尿病，導致水分滯留小腿，晚上平躺後，小腿的血液回流心臟，白天滯留的水分就會變成尿液。

- **睡前喝太多水分：**尤其是含咖啡因的飲料或酒精的飲料，都會影響睡意，也影響「抗利尿激素」分泌，此外咖啡因也會減少腎臟回收水分，增加尿量。
- **淺眠：**大部分的病人來到診間跟我分享他的睡眠經驗，**才會發現其實他會頻尿，並不是因為泌尿系統有問題，其實有的時候甚至正好相反，正是當我們無法進入深眠，我們的「抗利尿系統」（Antidiuretic system）沒有好好發揮作用**，又或者因為「睡眠呼吸中止症」（Obstructive sleep apnea），導致睡眠一直被打斷，我們才會很容易感覺到自己的脹尿。

其實這都是我們在睡眠時，還是遲遲無法真正放鬆的結果，是因為太過於淺眠，睡眠總是被打斷，而偏偏在淺眠的時候，我們的「抗利尿系統」沒有辦法好好發揮作用，所以我們的尿意感和尿量就會不斷地生成。

少了這個荷爾蒙，讓你晚上直跑廁所

「抗利尿激素 Antidiuretic hormone」是一種大腦分泌的荷爾蒙，可調節腎臟製造尿液的濃度，白天時我們一般兩、三個小時需要上一次廁所排空膀胱，**但在晚上入睡後，大腦分泌抗利尿激素的量會增加，而使尿量減少、變濃**，讓我們不用一直起床上廁所，這是我們身體很貼心的生理機轉。

但是當我們失眠、淺眠時，大腦分泌抗利尿激素的機制就會受到影響，使得我們跟白天一樣必須兩、三個小時上一次廁所，以釋放膀胱液體壓力，這麼一來，不僅無法進入深層睡眠期，也導致惡性循環。有些人也因為情緒焦慮，過於在意膀胱感受，導致即使膀胱尿量不多，仍須不斷排空，才能放心入睡，也因為這樣的緊繃壓力，影響了入睡過程，這樣的狀況也會讓人很難進入深層睡眠狀態。

此外，隨著身體老化，也會影響抗利尿激素的分泌，導致夜間尿液生成過多，再加上膀胱隨著老化，尿液的存放能力下降，**因此六十五歲以上高齡人口，高達四到五成都有夜間頻尿問題，隨著年紀愈增長，比率更高。**

老人家的夜間頻尿更是警訊

多半夜間頻尿的長者，很容易暴露在跌倒受傷的風險中，除了因為夜間燈光昏暗，又頻頻起床上廁所的緣故，摔倒的風險自然也會增高，也因為淺眠跟破碎的睡眠，導致白天昏沉或平衡感變差，這個狀況也會增加長輩跌倒，以及需要後續外科手術治療的機會。

所以老人家出現夜間頻尿及失眠時，更要小心關注，不要覺得這是老化正常的過程，而忽略了治療契機，很容易因此導致更大的後遺症。

好眠 Tips

想要改善夜尿，可以從解決睡眠問題開始，讓大腦恢復正常調控機制：

1. 中午後就不要攝取咖啡、茶、酒精，睡前兩個小時要減少任何液體攝取。我自己也是十足的咖啡控，每天都要一杯咖啡，啟動我美好的一天，所以，其實這些飲品，也不需要完全戒除的，如果喜歡喝一些飲品，包括大家都喜歡的手搖茶，只要記得盡量在中午前飲用完畢，然後在飲用過程，記得搭配大量的溫開水，幫助身體代謝多餘的咖啡因，這樣到了晚上，身體也比較不會存留過多的咖啡因，而影響到睡眠的品質了！
2. 上床睡覺前記得排空膀胱。
3. 如果有小腿水腫問題，可嘗試穿彈性襪，在傍晚進行抬腿運動，讓血液先行回流，以免夜間睡眠時增加尿量。
4. 睡前四小時少吃東西，接近入睡時間，消化系統也會漸漸進入休息狀態，但睡前吃宵夜會讓腸胃又進入工作狀態，讓我們不容易進入熟睡期。

5. 白天可做些有氧運動促進循環，改善水腫現象，減少夜間尿量，但淺眠者要避免在晚上進行激烈運動，以免過於亢奮影響睡眠。
6. 睡前可做些放鬆活動，拉拉筋、泡熱水澡、閱讀輕鬆有趣的書本。
7. 睡前一小時停用手機、電腦，避免螢幕發出的藍光影響睡意。
8. 夜尿症患者失眠時或被夜尿驚醒後，常會過度專注膀胱，可能只有一點點尿量就覺得需要上廁所，此時可以轉移注意力，例如在心中跟身體對話，從腳趾、腳踝、小腿慢慢往上，讓身體一節一節放鬆，轉移自己過度焦慮脹尿的問題。
9. 若睡前無法放鬆，可以聆聽我為你準備和錄製的「呼吸放鬆練習引導音頻」，將呼吸放慢、放深，讓自己沉靜下來。（掃描 QR Code 聽音頻）

呼吸引導音頻

14

睡到哭醒，睡眠中抽筋好痛！

他發現自己身體痠痛的情況愈來愈多，甚至常常在半夜因為抽筋，痛到無法入睡。

姜太太是專業的職人家庭主婦，之所以說他「專業」，是因為家庭主婦其實也是一個非常多工，而且需要各項技能，才有辦法駕馭好的一份工作，他有三個小孩，先生則是朝九晚五的上班族，所以家中大大小小的事情，包括照顧公婆都是他的例行工作之一，自從嫁給先生，他就辭去了之前的祕書工作，專心轉型為全職家庭主婦，幾乎沒有什麼難得倒他，可以自己修電燈、通馬桶，家中的清掃工作爬上爬下，平日食材和生活用品的採買，搬上搬下都是他一手包辦。

幾個月前，他發現自己身體痠痛的情況愈來愈多，常常在半夜睡夢中抽筋，但也只是當作是平時忙於家務的疲勞所導致，因此不太在意，之前做做SPA就能稍微緩解，但最近卻不見好轉，甚至常常在半夜因為抽筋，痛到無法入睡。本來以為只是電解質不平衡，所以他這個月大量增加柑橘類水果的攝取，也搭配喝了不少的運動飲料，但都不見抽筋的狀況好轉，常常一個晚上抽到兩、三次，是痛到哭醒的，這才讓他終於來門診找我解決問題。

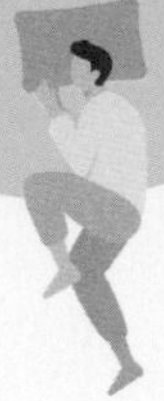

平常偶爾抽筋，是大家常見的狀況，但一個晚上抽到兩、三次，而且持續一個月以上，這樣的狀況就不是很尋常了。所以我檢查了他的神經系統以及肌肉骨骼的狀態，發現姜太太全身肌肉只要按壓就會痛得受不了，他才發現難怪自己最近無法順利的像之前一般提重物，而且一旦擦地蹲下之後，就站不太起來。

這些狀況都讓我確認，姜太太的夜晚抽筋不單純，其實是身體在向他發出嚴重警訊了！**你也會在夜晚常抽筋導致睡得不好嗎？會不會很好奇，為什麼總是在晚上睡覺時抽得特別嚴重呢？**

睡眠解碼

半夜正好眠時，突然一陣抽痛劇烈襲來「啊……又抽筋了！」記得新聞說抽筋是因為太冷導致血液循環不佳，於是把壓箱毛毯請出來，把自己裹得暖呼呼的，沒想到睡得正香甜時，又抽筋了！

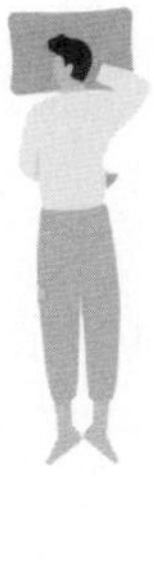

抽筋（Cramps）是肌肉不自主的強烈收縮現象，通常會持續幾秒到幾分鐘，並產生後續的疼痛感，抽筋常發生在激烈運動後，因為大量出汗的狀況後，身體流失了大量水分、電解質不平衡，就容易造成肌肉收縮失調。但抽筋往往也是身體有了其他疾病，正在向你發出警訊。**像以下這些問題都是容易造成夜間抽筋的潛在疾病：**

❶ **神經退化性疾病：**例如巴金森氏症患者，因為肌肉張力和協調功能下降，就十分容易在夜間產生疼痛的抽筋現象。或是比較罕見的運動神經元疾病，像是漸凍人，也會引發嚴重的抽筋現象。

❷ **骨骼關節的發炎**：例如關節炎、僵直性脊椎炎。

❸ **內分泌疾病**：例如甲狀腺功能低下，容易引起肌肉病變。像姜太太在抽血後就確診是因為甲狀腺功能異常，才引起肌肉痠痛、無力和睡眠中的頻繁抽筋，其實是潛在的肌肉病變在作怪，這跟電解質不平衡沒有關係，也難怪他吃水果、喝運動飲料，甚至做按摩都無法舒緩不適。糖尿病也會影響下肢血液循環不良及電解質不平衡，或是周邊神經病變。

❹ **血管疾病**：例如粥狀動脈硬化，引起心臟冠狀動脈或是肢體周邊血管硬化狹窄，血液循環不良及受阻。

❺ **肝、腎疾病**：尤其腎衰竭、尿毒症病患，除了本身腎功能受損，也容易合併血液透析過程，導致水分和電解質不平衡，而引起抽筋。因為酒精成癮或肝炎引起的肝硬化也會導致夜間抽筋。

❻ **癌症化療過程**：可能會傷害周邊肢體的神經線，導致周邊神經病變，造成頻繁抽筋。

為什麼抽筋多發生在半夜熟睡時？

除了大量運動後，半夜也是抽筋的好發時機，為什麼抽筋大多發生在熟睡時呢？主要是因為肌肉長時間維持同一個姿勢，例如仰躺時，腳掌可能被棉被往下壓，導致小腿肌肉緊繃，或者睡覺時腳露在被子外，尤其電風扇的冷風對著腳吹，都會使血液循環不良，讓小腿肌肉處於僵硬收縮狀態。

有些人會把不寧腿症候群（見第五十三頁）和抽筋搞混，因為不寧腿也是在睡覺時出現的腿部不適，但主要會感到像有蟲在爬、針刺、搔癢感或無法辨認的異樣感，但不會像抽筋一樣出現劇烈的抽痛感，不寧腿症狀出現時，抖動雙腿或許就可以緩解不舒服感，但抽筋時則必須伸展緊繃的肌肉，例如將腳掌往上勾起，讓腿後側肌肉拉伸，才能舒緩疼痛。這兩者千萬別搞混，因為治療方向截然不同。

好眠Tips

抽筋有時候一晚不只發作一次，也有人天天發作，使得睡眠常被中斷，長期下來睡眠不足的各種症狀，倦怠、憂鬱、健忘、各種慢性病也跟著出現。很多人都以為抽筋是因為身體缺鈣所引發的現象，然而除了電解質不平衡，罹患神經疾病，或是生活習慣導致肌肉緊繃也都容易引發夜間抽筋。**易引發抽筋現象的特殊身體狀況、生活習慣也要特別注意，除了服用礦物質補充劑（例如鈣、鎂）或補充維生素B_{12}外，更可以透過以下方式來減低抽筋發作機會：**

1. 白天久坐、久站後記得多伸展，或是設定鬧鐘，每工作一小時就站起來稍微拉拉筋、走動一下；此外也要避免不良坐姿，譬如翹腳、盤腿，導致骨盆歪斜，而引起左右側下肢肌肉負重不平衡。
2. 缺乏運動或是不常伸展肢體的人，肌肉通常比較僵硬、攣縮，自然而然會導致抽筋機會增加，因此若發現自己容易抽筋，更要多多活動筋骨，運動後也要記得多拉筋或按摩放鬆肌肉。

❸ 睡前可泡澡讓全身肌肉放鬆，或是泡腳，促進末梢血液循環，並且按摩容易緊繃抽筋的部位。

❹ 冬天避免蓋過重的棉被，可使用電熱毯增加肌肉血液循環。

❺ 注意腿部保暖，冬天睡覺時可穿寬鬆毛襪（襪子過緊會影響血液循環），夏天時避免電扇、冷氣直吹腿部。

❻ 平常可多喝水，充足體液有助於加速肌肉內的代謝廢物排除，增加血液循環。

❼ 換雙避震效果佳、或加強足弓支撐的鞋，減緩腳底壓力。

❽ 多補充含鈣、鎂等礦物質的食物，例如攝取：牛奶、芝麻、海帶、豆類製品、深色蔬菜等，並多曬太陽補充維生素D。

❾ 若在半夜抽筋，請盡量伸直腿，或將腿抬起來，腳背往身體方向勾，伸展小腿後側肌肉群；如果身旁有電熱毯，熱敷也可幫助舒緩。如果抽筋範圍不斷

擴散，或是太頻繁發生，也可以諮詢醫生協助診斷或治療。

⑩ 多做伸展運動也可以有效改善局部抽筋的狀況，所以建議大家可以依循影片中的引導，在睡前做些拉筋、伸展，幫忙放鬆肌肉，也能平穩情緒，增加入睡的速度。（掃描 QR Code，觀看由謝劭玟物理治療師親自解說示範的拉筋伸展運動）

拉筋伸展運動

15

演出夢境打傷枕邊人，快速動眼期睡眠障礙，可能是巴金森氏症前兆！

突然之間先生會發狂似地大吼，
有時強拉著他的手臂喊著快跑，
有時一陣拳打腳踢，力道都非常猛烈。

六十五歲的王先生是高階的銀行職員，也是大家眼中的好好先生，從年輕到現在跟太太無論去哪裡，總是同進同出，是社區人人稱羨的模範夫妻。去年退休後就安排和太太享清福，時常一起早起出門運動，到公園和鄰居聊天喝茶。

但這幾個月來，孩子們卻發現兩人之間出現了不尋常的異狀，先是發現王先生總是脾氣暴躁，動不動就口出惡言，催促太太做飯、收拾家裡，王太太近來也不太願意出門運動了，說是不想到公園，怕人閒言閒語，原因是最近身上和臉上總是會出現大小不一的瘀青，孩子們問起，他也只是輕描淡寫地說是洗澡時不小心在浴室滑倒，就不願再多說了。

一直到王先生開始出現日夜顛倒的現象，才被孩子們架著來看診，不過果然是模範家庭，一家四口人一起擠進了我這小小的診間。孩子們才開口說了王先生的狀況，我就注意到躲在他們身後的王太太，開始用

手掩著嘴巴試圖壓抑激動的情緒，手上和眼角的瘀青傷疤倒是顯得突兀，瘦弱的身軀終究還是忍不住痛哭而顫抖了起來。

我決定，必須先讓王太太說話，我直覺地認為，病情的關鍵，在他哭泣的原因之中。所以請護理師先支開了其他人，我與王太太好好地在診間中獨自對話。眼淚比話先潰堤，我遞給他一盒面紙，讓他先好好地宣洩了一番，那五到十分鐘，我們沒有說一句話。直到王太太情緒緩和了下來，我才問：「這傷是怎麼來的，需不需要我的幫忙？」

他娓娓道出，這些傷，其實都是王先生造成的，但他立刻急忙地補述王先生絕不是有意的，因為這陣子總是在夜間睡眠當中，當他以為兩人都已經熟睡了，突然之間王先生會發狂似地大吼，有時強拉著他的手臂喊著快跑，有時一陣拳打腳踢，力道都非常猛烈，而且毫無預警，直到王太太用力地嘶吼掙脫，搖醒王先生，才會停下來。他哭著說：「我

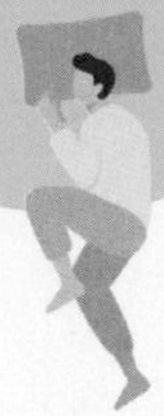

已經不敢在他身邊睡覺了，每次一關燈，一閉眼，我的心臟就開始心悸胸悶，我害怕他又要發狂了！」

你也會在夜晚作可怕的惡夢嗎？但是當肢體暴力動作開始產生，把夢境身歷其境地演了出來，連帶影響著自己和床伴的人身安全時，我們要小心這可能是特別的睡眠障礙！

睡眠解碼

在釐清了許多症狀，也為王先生做一系列的檢查後，我判斷王先生應該是罹患了**「快速動眼期睡眠行為障礙」**。

在正常狀況下，我們在快速動眼期（作夢階段）時，大腦會讓我們全身肌肉的張力被抑制，也就是作夢時，我們的肢體是無力而不會動作的，這是我們的神經保護機制，試想如果我們把夢境都演了出來，會有多可怕，就像王先生罹患的**快速動眼期睡眠行為障礙（Rapid eye movement sleep behavior disorder），這是一種睡眠中的異常狀態，它失去了抑制身體動作的能力，因此就會出現「夢什麼，也跟著做什麼動作」的情形**，多半在後半夜發生，且夢境內容清晰鮮明，也時常會出現很可怕的夢境（例如被人或動物攻擊追殺），此時伴隨著睡眠中所出現手部揮舞、喊叫、甚至攻擊動作，時常造成自己或枕邊人受傷，甚至還曾經有發生骨折、硬腦膜下腔出血的嚴重案例。

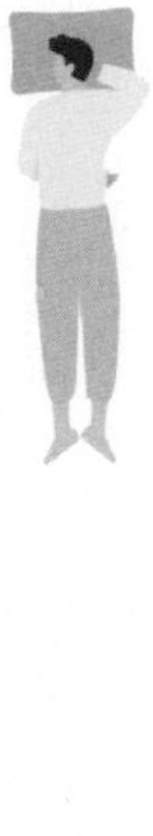

快速動眼期睡眠行為障礙，也被發現，可能是巴金森氏症的前驅症狀，約40％患者，會在出現這般睡眠障礙的十～二十年後，發生神經退化性疾病，所以除了治療睡眠障礙本身，在臨床上必須小心篩檢和持續追蹤，及早診斷和延緩巴金森氏症神經退化的可能。

好眠Tips

❶ 正常狀況下，我們不會將夢境實際演出，所以當發生睡眠障礙時，特別像是手腳肢體或言語的異常暴力行為時，不是僅僅吃安眠藥物即可，有些特殊睡眠異常狀況，可能是神經退化疾病前兆，需密切持續追蹤治療。

❷ 現代人的愛情指南中，睡眠契合問題其實是一大關鍵，譬如夜間打呼、翻身習慣頻繁，甚至磨牙或出現肢體動作，都有可能影響床伴，造成兩人日間情緒和活動力的失調，感情決裂失和也是持續常有的現象，即便是老夫老妻，也千萬不能輕忽！

ASMR生活環境音

切菜、煮麵、吃麵、和貓咪依偎著看書的一個下午

掃描QR Code
聆聽及觀看

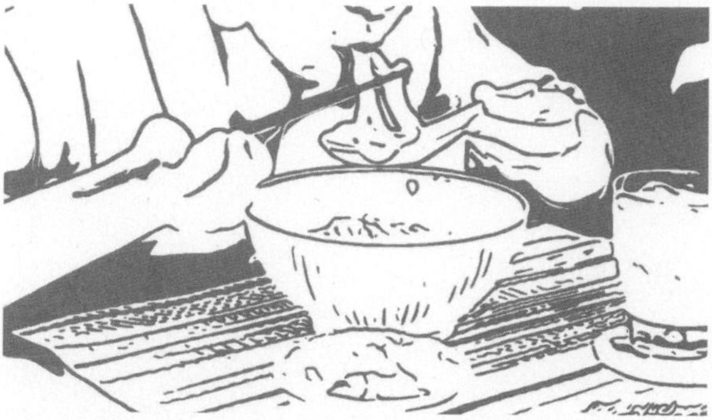

#閉上眼睛靜心聆聽，你聽到了哪些聲音呢？

- 切白菜、紅蘿蔔、木耳、玉米筍和大蔥的聲音
- 打蛋、蛋殼破裂的聲音
- 開瓦斯爐時點火的聲音
- 爆香大蔥和食材時的聲音
- 倒入滾水燉煮食物的聲音
- 輾磨黑胡椒粒的聲音
- 試喝湯頭時啜飲的聲音
- 打開汽泡水，倒入放滿冰塊杯中的聲音
- 呼嚕呼嚕吃麵的聲音
- 咀嚼脆口醬菜的聲音
- 貓咪萊茘吃零食的聲音
- 咕嚕咕嚕喝著汽泡水的聲音
- 翻書頁時紙張摩擦的聲音
- 貓咪萊茘在沙發上，悠閒地拍打著尾巴的聲音

chapter

3

睡不好的黑白人生

失眠的日間困擾和後遺症

16

無奈比太陽早醒的人，未老先衰！睡眠和抗老效應！

為什麼自己明明比姐姐還年輕五歲，
卻老是看起來面容憔悴，妝容也遮不住眼角和眼周的細紋？

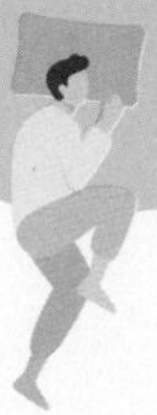

「鍾董！」總是陪著他來看診的親姐姐，也都習慣這樣喊他，是職場的封號，也成了家人朋友的暱稱，才不到四十歲的女性，就是成功的投顧高階主管，還獨自扶養一對兒女，成天二十四小時盯著手機、電腦、平板，一秒上下幾千萬的工作，半夜也要起來追外匯的情況，不管幾點上床休息，總是清晨四、五點左右就起床工作了。進到診間，時常還要逼他手機關靜音，我們才能好好來治療他的肩頸痠痛問題。

倒是每次跟著姐姐一起來看診，就會嘴上一直碎念，為什麼自己明明比姐姐還年輕五歲，卻老是看起來面容憔悴，妝容也遮不住眼角和眼周的細紋，姐姐卻看來皮膚透亮、容光煥發。

前幾次門診，我想專注治療他的肩頸痠痛，也是聽聽就過去了，打趣地說，要他多吃吃姐姐的口水，看看有沒有回春的效果。倒是最近痠痛好多了，他開始忿忿不平、火力全開地要求我替他想辦法，他說：

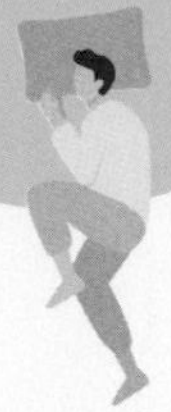

「我不用青春動人，但至少不要看來老態畢露！每次照鏡子就覺得心情很差！」

鍾董長期處於過勞狀態，精神壓力緊繃，無法放鬆，近半年來也開始出現生理期不穩定的現象，特別容易在睡前出現身體發熱的狀況，似乎要提早進入女性荷爾蒙退化的更年期。他也提到：「只要辦公室有人感冒我就中鏢，掉髮也變得好嚴重，每次洗澡完，整理落水口都像命案現場，頭髮是一把把地掉……。」

你也有「未老先衰」的困擾嗎？總是看來比實際年齡大，皮膚怎麼保養還是死氣沉沉？我們一起來探討抗老的關鍵到底在哪？

睡眠解碼

人體中的「端粒」是抗老關鍵

為什麼有些人老得快、有些人看起來總是很年輕，參加一場同學會你就會知道，有些人外貌看起來就是比同年齡的人還要老，鍾董的氣色看起來比老自己五歲的姐姐還糟，現在我們能用科學的證據來解讀這樣的狀況，**一切的祕密都和睡眠中的「端粒修復效應」有關！**

美國分子生物學家發現會影響人體老化，有一部分和存在於人體染色體的「端粒 Telomeres」有關。端粒就像是鞋帶兩頭尖端的塑膠箍，有了塑膠箍，鞋帶頭的線就不會散掉，也就是說，染色體的尖端有了「端粒」保護，我們細胞的再生更新功能就不會受損，以達到完整的複製，進而維持細胞功能正常運作。**但當端粒衰老或是減短，保護作用就愈少，我們的細胞就會停止分裂，而導致容易衰老、引發疾病。**

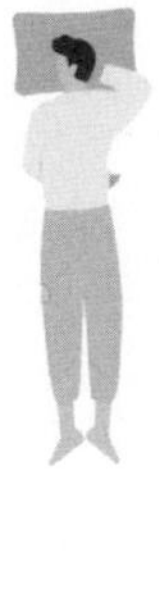

優質睡眠能鞏固抗老因子「端粒」的健康

二〇〇九年諾貝爾生理醫學獎，就是頒發給三位研究端粒和端粒酶的科學家，他們發現每個人生理老化的速度有很大的差別。在某些人體內，端粒縮短的速度非常慢，所以他們可以長期享受健康有活力的生活。然而對某些人來說，端粒縮短的速度快，疾病來臨得也快，身心都特別地容易衰老。怎麼樣讓端粒能夠飽滿、健康，並減緩它縮短的速度呢？**「睡眠」被證實是很重要的關鍵！**

在我們的身體裡面有很多的細胞，每一個細胞都主宰了我們的健康，譬如說我們的皮膚、毛囊、免疫系統、消化道、骨骼、大腦的細胞等，這些重要的身體組織若要維持健康，組織中的細胞就必須經常更新，而我們健康的端粒，會以正確的速率讓細胞更新。但當端粒受損，這些細胞萎縮、受傷、凋亡，卻無法再生跟分裂的時候，就是我們「老化」的開始。

當睡眠不足或睡眠出現障礙時，「端粒」的修復功能就會退化，進而影響到皮膚細胞或是膠原蛋白的再生，而這樣的狀況會讓我們皮膚看起來鬆弛或是產生皺紋，也容易會出現斑點，頭髮也容易花白、掉落，甚至骨質流失的狀況，也會造成體態變得衰老。但這些都僅是外貌上的衰老，更別提我們免疫、內分泌、心血管功能的老化，也勢必會開始發生！

科學家研究許多不同的人，看他們睡眠時間的長短，到底會對端粒產生什麼樣的影響？**結果發現睡眠時間過長或過短的人，相較每天至少能睡上七到九個小時的人，端粒明顯較短，中老年人特別是如此，若有睡眠障礙，更會加速細胞衰老。另外，不只是睡眠長度，睡眠品質和節律也很重要**，良好的睡眠節律，不輕易熬夜或日夜顛倒，有高品質的深眠，都可以幫助端粒酶（使端粒復原的酵素）維持正常運作，使受損端粒可以修復、延長。**所以「睡好覺」，就是保護端粒、抗老回春的最佳美容祕訣！**

好眠
Tips

1. 先天就已經決定了端粒的長短，但研究指出後天的睡眠、生活飲食，以及面對壓力的方式，都會改變端粒的長度和功能。

2. **給自己一段珍貴的睡眠前準備黃金期**：生活中的壓力不可避免，練習在睡前給自己一段完整的時間，丟掉3C產品及所有工作生活上的瑣事，靜靜地做自己喜歡的事，如畫畫、冥想、聽聽喜歡的Podcast音頻節目或音樂，即使只有半小時，也會有很棒的效果。

3. **規律生活作息**：生物的體內，本身就存在著一個能夠自我調節的機制，也就是生理時鐘的概念（Circadian rhythm，日夜節律），維持規律的生活作息，能使大腦及身體順利修補端粒，相反的，熬夜或長時間日夜顛倒，則會損壞端粒的抗老作用。

4. 除了開始利用藥物治療睡眠，我也幫助鍾董補充天然植物性雌激素，每每回診也再三囑咐指導適合他的放鬆技巧，包括睡前聽音頻及冥想，最重要的是：「不准再比太陽公公早醒了！」近半年回診，現在常常春風滿面，他的客戶常問他怎麼氣色變好變年輕了，他時常故意問我是不是加入什麼神奇回春配方，**我說：「變年輕，就是治療睡眠會得到的天然副作用啊！」**

17

動不動就想睡，常被誤會的懶惰嗜睡病！

他才不到三十歲，
就已經因為騎機車打瞌睡，
出了不下六、七次大大小小的車禍……

林同學是化工方面研究所的高材生，這天，他非常沮喪地走進我的診間，因為他似乎覺得自己得了絕症，他說：「鄭醫師，我想我應該得了很嚴重的病，我的意識不清，差點炸掉整個實驗室，現在連學籍都不保，指導教授完全無法原諒我！」

一問之下才知道，因為他不久前在操作重要實驗的時候，居然在實驗進行當中意外睡著了，釀成了一次不小的火災，這使得同研究室的同學以及指導教授非常難以接受。而且，這已經不是他第一次無法控制自己想睡的念頭，他說，從唸書以來，就覺得自己很難專心，只要精神專注，就會開始想睡，這也使得他才不到三十歲，就已經因為騎機車打瞌睡，出了不下六、七次大大小小的車禍，所幸到現在還沒有真的傷及無辜。

我覺得這真的很不對勁，通常再怎麼疲倦的人，也不太可能會在這麼重要的時刻，譬如說實驗的當中，或是行駛交通工具時就這樣睡著了。於

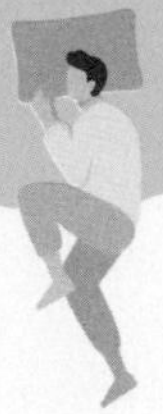

是我繼續追問他晚上睡眠的狀況，林同學說，他每每入睡都非常地快，幾乎沒有任何障礙，而且起床後精神都還不錯，但往往起床不久後，尤其需要專心或等待的時刻，就會開始克制不住地想打瞌睡。

這時我對這隻瞌睡蟲的身分已經大概有底，我繼續追問：「那除了白天異常嗜睡，你在晚上睡覺會不會有怪異的現象發生？」他說，自己不太會作惡夢，倒是在早上快要清醒的時候，常常感覺會聽到一些說話跟大叫的聲音，有時甚至會像鬼壓床那樣，身體動也不能動，高中的時候原本很害怕，媽媽還會帶著他跑廟裡去收驚，現在久了也習慣了，他知道那就像幻覺，久久發生一次卻會讓他十分不舒服。

這麼難纏的瞌睡蟲，可不像我們平常喜歡補眠、偷睡一下，那麼好對付，就讓我來揭曉這隻瞌睡蟲，到底是誰？

睡眠解碼

白天打瞌睡並非只是睡不飽

原來這隻藏在林同學身體裡的瞌睡蟲叫做**「猝睡症」（Narcolepsy）**，**猝睡症是一種大腦中樞控制「睡眠－覺醒」功能出問題的疾病**，好發於十到三十歲間，與肝功能異常、失眠淺眠、睡眠呼吸中止導致睡眠不足引起的疲倦嗜睡不一樣，猝睡症患者通常在早上起床時會感到獲得充足休息，但是白天活動一小段時間後，又會迅速感到異常地睏倦，**常會不自主地打瞌睡，如果發生在吃飯、開車、工作途中，就會非常危險**，常會引起不小的意外事件，譬如林同學這次的實驗室失火意外以及車禍，都是因為猝睡症發作而引起。

下視丘分泌素不足，幻覺、鬼壓床跟著來

「我拿尖銳物品戳自己、原地快跑，或是放聲尖叫。想睡的感覺還是會不

斷蔓延。」睡眠腦科學一書的作者，亨利・尼可斯這樣寫著，他本身就是親身患有猝睡症的人，寫出一篇篇令人心酸卻真確的紀實日誌。**「猝睡症」是一種無法抑制睡眠衝動的疾病，病患通常很難在單調的氛圍中保持覺醒**，所以作者曾經在與教授面談時打瞌睡，又在工作中突然失去意識，產生類似夢遊的自發性行為。他又這樣寫道：「睡眠剝奪是一種酷刑！」你或許會想，猝睡症的人怎麼會懂睡眠被剝奪的感受？他們應該睡得再飽足不過了？事實剛好相反，猝睡症的人除了無法好好保持清醒之外，偏偏真正睡眠的時候品質也很差；另外生活中也容易出現腦霧現象，記憶、專注和理解力下降，大大影響生活品質。

除了白天過度嗜睡，猝睡症的人時常伴隨著睡眠癱瘓或幻覺，這是因為他們的睡眠快速動眼期出現異常。一般人入睡後大約要六十到九十分鐘，才會進入快速動眼期，也就是最常作夢的睡眠階段，大腦在此階段會使肌肉放鬆，避免人們隨著夢境起身行動，但猝睡症病患經常在入睡十五分鐘內就異常迅速進入快速動眼期睡眠。

這是因為科學家發現，**猝睡症患者腦中的下視丘分泌素（Hypocretin）分泌不足，下視丘分泌素對睡眠和清醒控制，以及快速動眼期睡眠狀態很重要，**缺乏時就可能導致清醒時，突然出現睡眠與作夢的相關反應，產生睡眠麻痺（又稱睡眠癱瘓）和幻覺，例如在快要清醒時出現肌肉無力或是夢境幻覺，也就是俗稱的「鬼壓床」現象，另一種相反狀況，則是進入快速動眼期時肌肉沒有跟著放鬆，患者就容易隨著夢境行動，造成睡眠中肢體揮舞和大叫。

一起來檢測自己有多嗜睡！嗜睡自我篩檢量表

如果懷疑自己有嗜睡問題，可以先透過**「嗜睡量表」（Epworth Sleepiness Scale）自我評測嗜睡指數**。

在以下狀況，您會想睡覺嗎？

□ ❶ 坐著閱讀書報時。

□ ❷ 看電視時。

□ ❸ 在公眾場所安靜的坐著（如在電影院或會議中）。

□ ❹ 連續搭車超過一小時（不包含自己開車）。

□ ❺ 下午可以躺下休息時。

□ ❻ 坐著與人交談時。

□ ❼ 沒有喝酒或服感冒藥的情況下，在午餐後安靜坐著時。

□ ❽ 開車時因為塞車、交通問題而停下數分鐘時。

以0～3分來評量以上每個情境的嗜睡發生頻率，0從未、1很少、2一半以上、3幾乎都會，最後將數字加總，**若分數大於12分就表示出現明顯嗜睡現象了**。

有許多原因都會引起白天過度嗜睡，像是由於腦部外傷、腫瘤、中樞神經感染引起下視丘的損傷，下視丘是大腦內調節睡眠和覺醒的區域，如果受損，就有可能出現嗜睡的症狀，其他像內分泌異常如糖尿病、肝功能障礙、睡眠呼吸中止、腎衰竭引起尿毒症、懷孕初期、或是甲狀腺低下症等等，都有可能引起嗜睡。

因此若發現自己的嗜睡指數很高，還是要尋求醫護的幫忙和檢查，別把一直想睡覺這件事，只是當作疲勞去忍耐跟看待！

好眠Tips

如果發現自己有嗜睡傾向，我們可以先試試透過生活作息調整，經由提升睡眠品質來試圖改善：

❶ **保持規律的睡眠時間表：**每天（包括週末）固定同一時間上床睡覺，可以幫助身體維持固定生理時鐘，更好入睡。

❷ **白天小睡片刻：**若真的很睏的時候可以適度休息，也可以找出白天最容易睏倦的時候，固定時間小睡，但不要超過三十分鐘。

❸ **睡前避免咖啡因或酒精：**在入睡前六小時應避免攝取酒精和咖啡因，酒精雖能幫助入睡，但會讓您難以進入深層睡眠獲得充足休息，此外晚上時也避免吸煙，尼古丁也會刺激神經而干擾睡眠。

❹ **睡前避免吃大餐：**晚餐吃過飽或睡前吃宵夜，都會影響睡眠品質。

❺ **睡前放鬆程序：**建立睡前固定放鬆程序可以幫助身體進入休息狀態，例如在睡前洗個熱水澡、閱讀、做伸展運動，也可以聽一些有助於放鬆的 Podcast 音頻節目、冥想音樂。

❻ **維持舒適的睡眠環境：**可以使用厚窗簾、隔音效果佳的氣密窗，確保睡眠空間涼爽舒適，不會因為過熱過冷而被影響睡眠。

❼ **治療猝倒、嗜睡、睡眠麻痺、幻覺的藥物：**儘管猝睡症無法完全治癒，但大多數患者服用藥物後，白天的嗜睡和睡眠癱瘓現象都可以獲得改善，如果你

發現自己或親友白天嗜睡現象嚴重，可以先檢查晚上睡眠品質，是否因為睡眠不足、淺眠導致，又或是因為內分泌系統、服用藥物導致，若以上狀況都排除，則可尋求醫護協助，了解自己是否患有猝睡症，並且及時治療。

18

課業成績一落千丈的明日之星，失眠的孩子！

他一直都是全校前幾名，對自己要求很高，
但最近成績愈來愈不理想，連老師都主動聯繫，
關心是不是在學校和同學相處上有遇到問題？

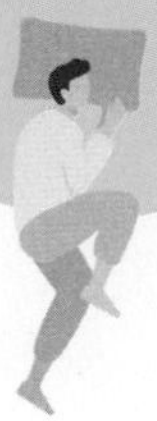

小傑現在就讀國中三年級，但只要一看到他的眼睛，你就會知道，是個非常早熟的小男生，他沉默不多話，有些拘謹嚴肅，彷彿可以從他的眼神中看到一個老靈魂，堅定而且溫柔，雖然是媽媽陪著來看診，但從第一次踏進我的診間，他就獨立地敘述自己的問題，好像比許多大人都要更了解自己的需要。

他發現自己這半年來，愈來愈無法在上課的時候集中精神，而且一個星期往往有三、四天都在頭悶、脹痛中度過，遇到接近考試那幾週，他愈想集中注意力，但往往適得其反，還會因為早上起床後就感覺頭昏腦脹，必須請假一個早上在家休息的狀況發生。

媽媽說：「他一直都是全校前幾名，對自己要求很高，但最近成績愈來愈不理想，連老師都主動聯繫我們，關心他是不是在學校和同學相處上有遇到問題，是不是不喜歡上學？」

我問他通常都什麼時候上床睡覺？媽媽在旁邊心急補充說：「我們都希望他能在午夜十二點前睡，但大部分他補習自修結束回到家，都晚上十一點了，吃個宵夜，洗完澡多半都已經十二點鐘，但小傑會很在意自己的K書進度，因此多半都還要再念到凌晨一點才會捨得上床。」我真的是十分驚訝，現在的孩子怎麼這麼辛苦，我可以明顯感覺到，我面對著的，並不是一個因為適應不良而拒學的孩子。

小傑和我看過拒學的孩子不一樣，我可以感覺得出來，他對自己的要求嚴格，他的目標明確，而且儘管在身體出現不適的情況下，他沒有因為病痛向我或媽媽討拍，他反而希望自己可以表現得更好。但也就是因為這樣，使得他一直長期壓縮自己的睡眠，並且在睡前仍然持續緊繃且大量用腦，所以導致睡眠品質下降，如此本末倒置，使得他不但沒有辦法準時地起床，平常白天學習的狀況，也因為睡眠不良而受到影響，除了頭痛、頭暈跟睡眠不足等相關問題，大腦的專注、記憶力和理解力

退步，看來也受到不小的影響。

你的家中有因為學習、考試，正壓力緊繃的孩子嗎？或者是你自己正在準備考試，或學習某項新的技能，面臨一項新的挑戰，**如果想要讓自己的學習更有效率，第一件該做的事，反而不是長時間熬夜、埋頭苦幹，而是要想辦法健全自己的睡眠，睡上一場好覺！我們一起來了解睡眠對於「學習」有多重要？**

睡眠解碼

回顧學生時期，大家應該都有挑燈夜戰的經驗，有時是為了考前抱佛腳，有的人則是覺得半夜讀書比較不會受干擾，甚至想睡覺前多K點書可以幫助記憶力，然而知識進入我們的大腦後，是怎麼變成記憶的？

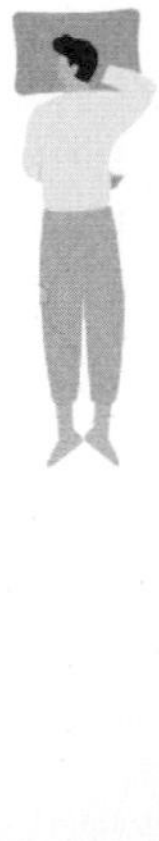

大腦如何進行睡眠學習？

在英國倫敦，專門研究睡眠和記憶鞏固的科學家曾進行這樣的「睡眠記憶」實驗，他們讓受試者學習新的字彙後分成兩組接受測試，「清醒組」在學習當天必須保持清醒，然後接受字彙測驗；「睡眠組」則在學習字彙後，經歷一場正常睡眠，然後再接受測驗。**實驗後，科學家發現經歷睡眠後的受試者，普遍回憶新字彙的能力表現好很多。**

這是因為大腦中，擅長快速學習的海馬迴會先將新單詞編碼，在睡眠期，尤其是深層睡眠的非快速動眼期，發送大量的訊息傳送到大腦新皮層區，將新知與既有的記憶串連鞏固成長期記憶，**可見深層睡眠對於學習和鞏固新知識的重要性。**

所以時間完整而且健康深層的睡眠，擁有健全的睡眠週期，其中包括在非快速動眼期，將新知識鞏固成長期記憶的部分，也包括在快速動眼期，則促進了新的聯想產生。**良好的睡眠週期幫助我們的知識架構成型與重組，創造性思維也因此而誕生。**

愈睡愈聰明的小孩

對於大腦正在發育、需要大量學習的兒童而言，白天午睡更可以幫助提升學習與記憶力，許多睡眠和生理時鐘的研究都顯示，**白天小睡對小孩擴充詞彙、歸納詞義以及理解抽象概念十分重要**，兒童的慢波睡眠也就是深睡期，比成年人更多，這也是兒童學習力比大人更強的原因之一。

一項巴西的研究顯示了患有睡眠障礙的孩子，平均成績要比沒有睡眠問題的孩子低。他們研究了二千多名七至十歲兒童的葡萄牙語和數學成績，發現睡眠障礙的兒童中有13%的葡萄牙語成績不及格、25%的數學成績不及格，而沒有睡眠問題的兒童不及格率分別是9%和8%。這項研究雖然無法確切證明睡眠問題是孩童成績不佳的主因，但我們仍可見到這其中展現了高度的關聯。

青少年睡眠不足，還和不當行為及自殘率相關

就寢時間不規律和焦慮的情緒，都會影響年輕孩子的睡眠狀況，然而一旦睡眠不足，又會加強夢遊、作惡夢、失眠的發生機率。青少年的額葉仍在發育，**睡眠不足時會造成額葉受損，可能會導致專注力缺失、記憶力低下的狀況。額葉與執行決策、形成記憶相關，額葉功能低下時也會引起衝動控制不良，偏差的社交行為能力**，例如與同學相處不融洽，而後續導致的學習成績不佳，也會增加未來輟學機率。

二〇一八年在《JAMA》雜誌刊出了一項「高中生睡眠與不良行為相關性」研究，研究員調查了六萬多名十四歲以上的青少年，觀察睡眠狀況與不當行為之間有沒有什麼關聯，科學家發現睡眠不足會影響心理健康，增加憂鬱、藥物濫用和交通事故機率。報告更進一步指出，**當高中生睡眠時間低於六小時，出現自殘或自殺的機率，比起睡眠時間足八小時的人，高三倍以上！**

睡眠不足容易引起的青少年問題：

❶ 易怒、具侵略性。
❷ 過動症、注意力缺失。
❸ 社會退縮，對新環境或陌生人容易產生恐懼、焦慮的情緒。
❹ 情緒起伏波動劇烈。
❺ **睡眠不足也與肥胖相關，孩童肥胖不僅會增加成人肥胖機率，也提高了未來罹患糖尿病、心臟病和中風的風險。**

好眠Tips

睡眠習慣就跟飲食一樣，受到家庭潛移默化的影響，因此想幫助孩童、青少年調整生活作息，可以試試以下方式：

❶ **將睡覺當成全家最重要的事**：睡眠不足通常都是長期的問題造成，因此若發現孩童有白天過度嗜睡、過動、注意力不集中，或其他行為問題時，要特別注意孩子的睡眠習慣，如果常發生夢遊、惡夢，則要關心孩童的心理狀況，是否曾發生創傷事件，若壓力長期影響睡眠品質將會加重症狀。

❷ **優先考慮就寢時間**：就像安排家庭作業、運動和其他活動的時間一樣，將上床睡覺列為固定不可變動的時間。可以從孩子白天應該起床的時間回推，計算應該要幾點就寢，不過一下子要孩童提前一兩小時就寢，可能讓他們難以入睡，初期可以每天提前十到十五分鐘，慢慢地調整到理想時間。

❸孩童、青少年的建議睡眠時間：

三到六歲的學齡前兒童：十到十三個小時（包括小睡）

六到十二歲的學齡兒童：九至十二小時

十二到十八歲青少年：八到十個小時

例如小六，十二歲的孩童，七點半上課，必須於七點前起床，如果以十小時睡眠計算，最晚需於晚上九點上床就寢。

❹就寢前準備程序：就跟大人一樣，如果孩童在入睡前精神、身體都處與活躍狀態，即使躺在床上也難以放鬆進入夢鄉，因此如果就寢時間是晚上九點，那從八點至八點半間就可以開始培養睡覺氣氛，例如調暗光線，關掉聲光效果十足的卡通，換上輕柔的音樂或是睡前故事，讓孩子放鬆下來，這個程序也可幫助容易作惡夢的孩子。

❺別將睡眠時間視為處罰或獎勵：將提早睡覺當成處罰，或是延後睡覺當成獎勵會影響孩童對睡覺的認定，覺得上床睡覺是件不開心的事，家長可透過睡

前故事時間幫助孩童對就寢時間產生期待，當孩童表示睡不著時，溫柔安撫也遠比斥責更能幫助孩童放鬆入睡。

❻ **關閉螢幕：**睡前一小時禁止使用電子產品也是一大重點，手機、電腦螢幕的藍光會抑制促進睡意的褪黑激素分泌，影響睡眠品質，因此在就寢前一小時請關閉手機電腦，並讓電子產品遠離孩子臥房，如果孩子需要手機當作鬧鐘，可以買個真正的鬧鐘取代。

❼ **在週末和假期保持相同的睡眠規律：**維持固定的作息可幫助生理時鐘正常運作，也幫助穩定睡眠品質，因此不要讓孩子在週末時盡情熬夜或睡到自然醒。

❽ **維持良好的睡眠環境：**乾爽溫度適中的環境可幫助穩定睡眠，如果孩童就寢後您還需要工作或想放鬆看個電影，那可加強孩童房間的隔音品質。

❾ **睡前三小時避開以下食物：**咖啡、可樂、茶、巧克力，含有咖啡因會刺激神經影響睡眠，汽水、甜食也會造成血糖大幅波動干擾睡眠，晚餐後最好別讓孩子食用。

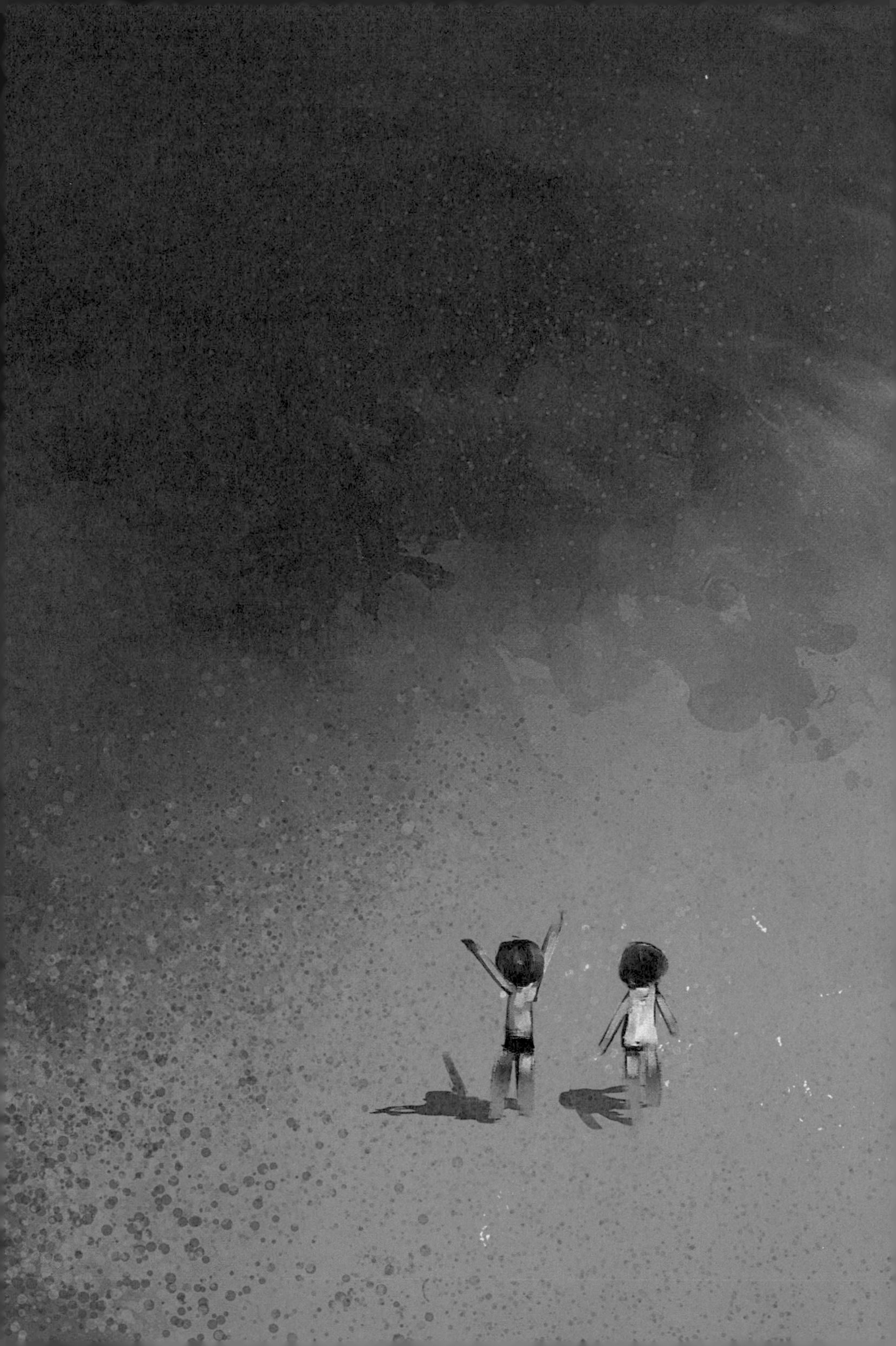

如何在悸動中，
找到讓自己發光的能量？

ASMR 大人的睡前療癒故事

詩歌良藥：你多久沒有小鹿亂撞！一起讀「悸動」詩！聆聽心裡的咚咚鼓聲，我們一定要向現實妥協嗎？

#用讀詩療癒自己

是否還記得那個讓你心中小鹿亂撞、鼓聲咚咚的悸動感受？你是否也正為了生活汲汲營營，難道我們真的只能放棄夢想向人生妥協嗎？本集楚蓁要來聊聊他的擠乳溝之芭蕾舞夢，當我們聽到心中鼓聲時的那份悸動，我們又如何在悸動中，找到讓自己發光的能量？我今天也將揭露自己在成為醫師這條路上，是如何從矛盾掙扎中，找到自我價值的心路歷程！

#深夜播客

這是我為大家準備的大人睡前故事，希望用更溫暖療癒的內容陪伴你，讓我為你說故事，成為你的 storyteller，一起度過夜晚時光，陪你入睡！和我一起說故事給你聽的，是我的多年好友，王楚蓁老師。

本集內容

- 大人睡前故事：那些融化我的點滴時刻，讓我將醫師這份工作變成了志業（45:10）
- 你是否也乘載了家庭期待，而選擇忽視心裡的聲音？（03:09）
- 聽見內心鼓聲並實踐血液中的天命，其實彌足珍貴（06:38）
- 詩歌一：橘子 葉青（09:18）
- 如何加油添醋結合外在現實與心中的鼓聲？（13:25）
- 斜槓定義只是多一份收入嗎？（16:33）
- 楚蓁的擠乳溝：芭蕾舞夢（17:40）
- 心流狀態所帶來的愉悅興奮、及幸福感（21:46）
- 中年的大提琴夢（23:25）
- 詩歌二：The Road Not Taken 未盡之路，Robert Frost（27:39）
- 人生選擇哪一條路？有你的足跡才是屬於你的路（30:23）
- 有機會讓人生重新來過，你會有不同選擇嗎？（32:40）
- 人生真是有意義的嗎？（39:39）

一 起 聽 故 事

19

週末型補眠頭痛，大睡後反而頭更痛！

好不容易有一個星期假日的空閒時間，
卻常常都是在身體不舒服和吃藥當中度過。
難道我們就只能向勞碌命運低頭嗎？

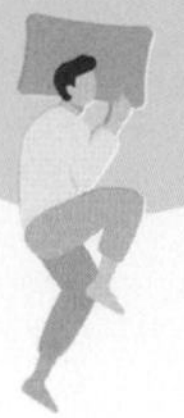

路小姐，是金融界的高階經理人，面對主管的業績壓力，和客戶對於投資報酬的期待，往往這樣雙面夾殺的緊繃壓力，讓他恨不得自己一天有四十八個小時，也因此雖然年過四十，卻還是要求自己，在每天公司開第一場主管會議之前，也就是八點前就要到辦公室準備資料，到了晚上，也常常因為必須關心國內外股匯市的動態，到凌晨一、兩點都還在電腦前緊盯著螢幕。

他一整個星期，唯一願意放自己一馬的時間，就是週六晚上給自己一個小酌和朋友聚會的空檔，然後讓自己禮拜天睡到自然醒，不過這倒成了他來找我看診的大麻煩，他苦笑著跟我說：「我覺得自己就是天生勞碌命，別人都是工作到頭痛，我平常週一到五就算睡眠不足，也是偶爾頭部覺得脹緊，但卻不像週末，往往貪睡到中午之後，一起來就頭痛欲裂，時常要塞三、四顆止痛藥才壓得下來。」

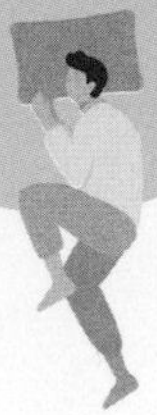

這讓他覺得非常地懊惱，人生好厭世，好不容易有一個星期假日的空閒時間，卻常常都是在身體不舒服和吃藥當中度過。**你也是像路小姐這樣的勞碌命嗎？只要一到週末，全身的病痛就來了，這樣的週末症候群，到底是怎麼產生的？難道我們就只能向勞碌命運低頭嗎？**

睡眠解碼

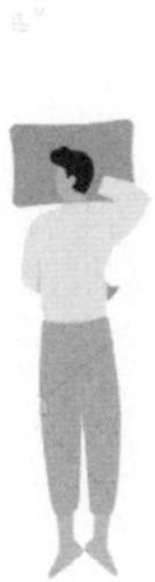

辛苦工作了好幾天，終於到了週五晚上，小週末的夜晚總是特別迷人，忍不住喝杯小酒再回家，或是多追幾部影集，這時當然少不了泡麵、餅乾、炸物作伴，反正明天不用工作，睡到中午再到附近咖啡廳吃份早午餐消磨一下午是再合理不過的事情，但沒想到，睡醒後迎接你的不是美好的週末假期，而是毀了一切的頭痛！

我們知道壓力大時神經緊繃，就容易引起頭痛，時常是因為壓力讓肌肉過度緊縮而引發的頭痛；**然而有一種頭痛，卻是因為放鬆而發作，常發生在週六或日起床時，因此被稱為「週末型頭痛」或是「補眠型頭痛」**。

週末頭痛常見的誘發原因是：

❶ 睡眠和起床時間不固定，作息與平時落差過大。

❷週末從壓力中突然放鬆，和平時情緒變化過大。

❸週末太晚起床，錯過平常喝咖啡和吃早餐時間。

❹週末前一晚熬夜，睡到中午卻因刺眼的陽光而處於破碎淺眠，雖然睡得長，但卻睡不好。

壓力曲線的快速波動會誘發頭痛

紐約 Montefiore 頭痛中心曾針對「壓力和頭痛之間的關係」，發表一項研究，**發現不只是壓力水平的高或低，可能造成偏頭痛發作，壓力「變化」這個動態過程，也是誘發頭痛的主要原因**，所以不管是從平日很放鬆的狀態突然緊繃，或是平時都熬夜高張的生活步調在週末突然鬆懈了下來，這樣的壓力變化就可能導致頭痛發作。即使壓力下降也會增加偏頭痛發作機會，**但研究結果並非表示我們不能卸下壓力，而是要隨時覺察自己的壓力狀態，適時地讓壓力在每天都有調節跟釋放的機會。**

頭痛是身體在發出警訊，要我們好好調節生理時鐘

我們本來就熟知，熬夜、作息不正常是造成偏頭痛發作的原因之一，這暗示了當我們的生活作息與日夜節律不能好好配合時，就容易引發頭痛，這是因為我們身體本來就有一套自我運行的生理時鐘，受到光照和荷爾蒙等等因素的調控，**也因此不管是睡得太少、破碎間斷的睡眠，或者你在不該睡覺的時間偷偷補眠**，譬如下午趁機睡了一、兩個小時，起床就發現自己開始頭痛，這都是因為我們違逆了生理時鐘天然運行的關係。

Surrey 大學睡眠研究中心 Alex Nesbitt 博士在討論偏頭痛與睡眠的關聯性時，提出了一個很棒的概念，**他認為偏頭痛也許就是一種身體自我警告的訊號，讓睡眠不足的我們被迫躺在床上休息**，免得身體在不知不覺的消耗中過勞，但睡太多時也會出現反效果，提醒我們要維持每天規律作息的重要性，**透過頭痛，我們的身體或許能更精準地調節壓力和生理時鐘**。這或許是為什麼頭痛明明是一項惱人的疾病，卻在人類的演化中被保存下來的重要原因之一吧！

好眠Tips

想要擁有一個美好的週末，避免「週末症候群」或是「假日補眠頭痛」，你可以試試這麼做：

❶ **週末和週間都維持規律睡眠和作息：**要在週末早睡早起很痛苦，但生理時鐘就像是身體記憶，錯亂時身體可是會抗議的，除了平時週間就不要熬夜之外，週末想賴床也不要比平常晚兩個小時以上才起床。

❷ **不要單靠週末耍廢，學習適時宣洩壓力：**我們無法控制事情發生，但是可以學習調控對於壓力的感受，週間就要透過呼吸、正念減壓訓練，減少壓力堆積，而週末時也可以規劃一些例行活動，寫寫日記或是給自己閱讀書報的時間，避免一下放鬆過頭讓壓力曲線波動過大。

❸ **定時攝取咖啡因：**如果您有在週間喝咖啡的習慣，甚至不喝就會想睡覺，那週末請準時起床喝咖啡吧，免得因為咖啡因突然短少，造成的戒斷狀態引發

頭痛。

4 **週末也好好吃個早餐：**熱量的定時定量補充也能穩定疼痛，不吃早餐或暴飲暴食，也可能造成暈眩和頭痛發生。

5 **週末也請多喝水：**缺水也是導致頭痛發生的原因，也有可能因為假日睡太晚，沒有補充水分導致頭痛，因此可在床頭擺個保溫瓶裝溫水，避免長時間沒有補充水分。

20

血壓藥愈吃愈重，失眠引起心血管功能異常！

為了控制高血壓，
原本重鹹的飲食也被迫戒了好一段時間，
他是三十年的老菸槍，也乖乖地完全戒了，
但是仍舊不見血壓穩定下來。

好久不見的吳先生，再度踏入我的診間，面孔已經陌生，但病歷紀錄停在兩年前，他曾經因為睡不好來看過我，他和我寒暄後說，後來好一陣子，他希望吃中藥解決，後來索性就退休了，所以白天能夠補眠，他就不想再去調理睡眠，因此我們也就沒再見過面。

事隔兩年，我也很好奇是什麼讓他再度回到我的診間，只見他一把將預藏在包包裡的好幾大袋藥，丟上我的桌子，翻出一大包一大包的藥來看，我嚇了一跳，原本以為他是因為睡眠不好又回來找我，沒想到這次是因為居高不下的高血壓。

他說：「這陣子來來回回調了好久的藥，最後總共吃了四種不同的血壓藥，而且早晚都必須服用，才勉強讓血壓壓在一百五十毫米汞柱左右！」我請他攤開血壓紀錄單，也才知道他的擔心，血壓真的控制得非常不好，大多是起起伏伏的狀況，一下高、一下低，這樣的確是比起一

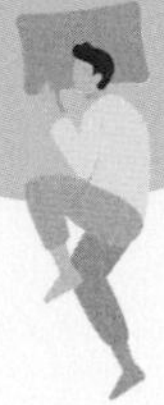

般高血壓更危險。吳先生說為了控制高血壓，他變得非常小心，原本重鹹的飲食也被迫戒了好一段時間，他是三十年的老菸槍，也在發生了一次心臟疼痛、缺氧病變後，乖乖地完全戒了，但是仍舊不見血壓穩定下來。

我看了他的血壓用藥，開得倒是十分地周到齊全，身體各處的檢查和抽血，除了心臟跟腦部的血管有中度硬化現象之外，其他檢查結果也還算是過得去，於是我再度跟他聊起之前失眠的狀況。他說：「其實我還是睡得不好，這幾年加上攝護腺的問題，晚上大概要跑四至五次廁所！」只是因為白天能補眠，有時斷斷續續睡上兩到三小時，也就勉勉強強忍耐了，我這才明白，**他的血壓，很有可能就是因為他仍然忽略了，安穩睡眠的重要性，而受到牽連，才會使得血管的功能每況愈下！**

睡眠解碼

我必須從一個有點讓人於心不忍的實驗開始說起，在一九八九年發表的一個科學研究中，科學家在實驗中徹底剝奪了十隻大鼠的睡眠，也就是不讓牠們睡，看看這些大鼠們會發生什麼事？結果是，這些大鼠分別在十一到三十二天不等的時間內，**全數死亡或幾乎瀕臨死亡**。在這個實驗中，科學家事後分析，發現「不睡覺」這件事，之所以會造成大鼠死亡的原因，出在大鼠的身體在熬夜過程中，能量的消耗率大大被激化了，這個營養的「耗損」，甚至超越了牠們能夠「吸收」營養的速度，因而最後造成大鼠因為身體能量耗損殆盡而死亡。

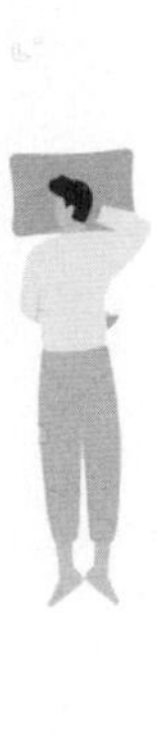

破碎的睡眠加劇動脈硬化

而破碎的睡眠也會加劇動脈硬化。在二〇一九年二月發表在《Nature》重磅科學期刊的最新研究，哈佛醫學院的 Filip Swirski 博士為了更了解睡眠不足對心臟病的影響，進行了另一項實驗，研究人員反覆破壞和中斷了小鼠的睡眠，十六週後，**睡眠被中斷的小鼠比起正常睡眠模式的小鼠，產生更大的動脈硬化斑塊。**

科學家發現，**片段破碎的睡眠，會惡化小鼠們血管壁中的粥狀動脈硬化**（圖6），血管壁上的斑塊會增生堆積，就像水管壁上卡了太多髒東西，水管管徑會漸趨狹窄，到水流

圖6：睡眠研究中小鼠血管示意圖

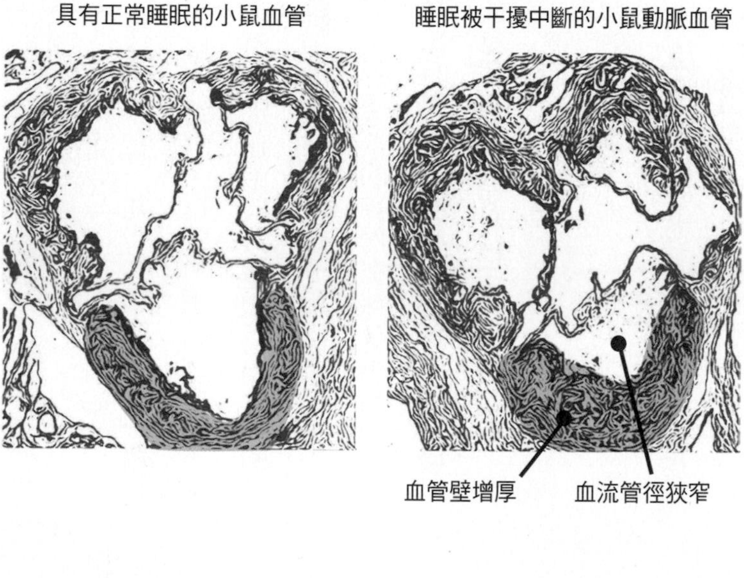

不過去的那天，就像血管堵塞，產生缺血的病變，**這通常就是我們未來產生中風、心肌梗塞的重要致病過程**，在腦中缺氧就是缺血性腦中風，在心臟血管缺氧就會引起心肌梗塞等等的心臟病。

睡眠障礙增加中風及心臟病風險

這個發現解釋了，**我們以往在臨床上發現長期有睡眠障礙或睡眠不足的人，比起一般人更容易罹患心臟病或中風的原因**。可能就是源自於睡眠中分泌的「下視丘分泌素」（Hypocretin）這種神經內分泌激素，可以有效調節免疫作用，使得血管壁上的發炎反應被抑制，這就大大減緩了血管壁上斑塊的增生惡化，也預防了未來產生中風和心臟病的機會，相對來說，睡不好或睡太少的人，因為 Hypocretin 的分泌失調，有可能使得動脈血管硬化的現象加劇，容易導致血管進一步狹窄甚至阻塞，這也會使得血壓的控制變得困難。

好眠Tips

❶ 睡不好已經不是你睏不睏，或能不能忍耐的問題了，這是會導致你的未來增加中風、心臟病的風險，從實驗中我們能看到，除了睡滿七到九小時之外，我們也必須確保睡眠過程中的深眠以及完整性，破碎或一直被打擾的睡眠，就像整夜都在作夢、或是一直頻尿起來上廁所的睡眠型態，其實幾乎就等於無效睡眠，對身體的修復和保護作用大打折扣。

❷ 長期的睡眠不良，是有可能會大大地加速我們器官跟身體能量的消耗，導致細胞提早進入凋亡。破碎、或者是中斷、淺眠的睡眠，都有可能使得我們的動脈，提早產生硬化或發炎反應，這樣一來，我們未來產生失智症、中風跟心肌梗塞的比率就會大大地提高。

❸ 在我為吳先生治療睡眠的三到四個月後，他的血壓果然開始漸漸緩和下來，好好睡一覺的隔天，多半血壓都能維持平穩，也因此四種血壓藥就慢慢減至兩種使用，雖然有高血壓體質，不吃藥還是不可行的，但能夠利用良好的睡眠預防動脈發炎和硬化，預防中風和心臟病，是非常划算的事！

21

全身僵硬痠痛，「一場好覺」是你的最佳止痛劑！

他拿出之前使用的藥物，幾乎所有止痛藥他如數家珍，但儘管這麼多止痛藥的治療，他還是無法緩解疼痛。

余太太家傳三代經營一家小有名氣的麵店，他說從小就在店裡幫忙，還沒上學就會幫忙洗菜、切菜，一直到去年年過七十歲，因為腰痛站不直才不得已半退休，交棒給女兒，但還是每天都到店裡坐陣，女兒說：「我媽真的是很拗，明明腰椎已經開過三次刀，都挺不直了，平常即使穿著背架都還是痛得要命，但就是閒不下來，說什麼也要來店裡招呼客人！」

余太太一家人，包括他女兒和先生都是圓滾滾的體型，他笑說自己可能是從出生就開始吃麵食，自有記憶以來就沒有瘦過，三十歲結婚生了大兒子之後就一路胖到九十公斤，但他總是笑容滿面、看起來福氣樣，先生總是說他瘦了就不好看，他也就從來沒想過要節食、運動了。

不過，過重的體重終究壓得他的腰椎無法負荷，又因為照顧麵店生意，幾十公斤重的麵粉和碗盤從年輕搬到老，整天都必須長時間站著煮麵，導致嚴重的腰椎病變，就算開過好幾次刀，還是始終疼痛不已，他來門診找我，也是因為外科醫生說已經無法再動刀了，要好好用內科藥物治療疼痛。

初診時，我還記得他拿出之前使用的藥物，幾乎所有止痛藥他如數家珍，我笑說他簡直可以當半個醫生了，但儘管這麼多止痛藥的治療，他還是無法緩解疼痛。我希望能幫忙他從其他方面下手，於是問了他的睡眠狀況，果然，他因為長年做麵店小吃生意，收攤都是晚上十一、十二點的事了，但凌晨五點就習慣起床採買備料，現在即便不顧店了，但一到晚上躺在床上就全身痛得睡不著，晚上一夜上個三次廁所，往往到凌晨四、五點就再也睡不著了。

長期的短眠又淺眠，也難怪余太太的腰痛和發炎體質一直無法獲得很好的改善，為了讓他在邁入七十歲後的退休生活，能開始得到好一些的生活品質，**於是除了疼痛治療，我也逐漸幫助他改善睡眠和進行肌肉筋膜組織的放鬆治療，這是緩解身體疼痛和發炎的重要關鍵！**

「痛」是一種自我保護機制，讓我們避開危險，學習照顧身體，然而若沒有處理好引發疼痛的原因，就可能導致慢性發炎，例如現代人長期姿勢不良、久坐用電腦、低頭滑手機，或是用不正確姿勢搬重物，就容易引發肌筋膜發炎疼痛症候群、關節炎、坐骨神經痛、椎間盤突出，而慢性疼痛也成為如影隨形的宿疾。

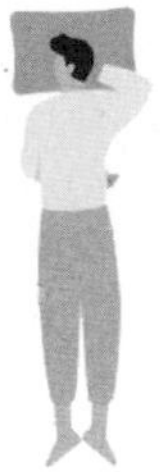

疼痛、睡眠不足間的雙向惡性循環

疼痛雖然只是症狀，但是長期疼痛對生理、心理都會造成嚴重負擔，甚至會產生憂鬱、絕望的情緒，疼痛也會造成失眠、淺眠、睡眠不連續的現象，而睡眠不足又會加強疼痛感受造成惡性循環，例如前一晚因為疼痛而難以入睡，或睡眠不斷被疼痛干擾而中斷，隔天可能會因為睡眠障礙又引發進一步發炎的惡性循環，造成長期的睡眠障礙與更嚴重的疼痛。

睡眠不足如何影響大腦痛覺機制？

為什麼睡眠不足會增強疼痛？二〇一九年柏克萊大學人類睡眠科學中心，發表了最新發現，**睡眠不足時會增強「大腦皮層主要感覺區」對疼痛的反應**，也就是我們會因此更容易感覺到痛，更糟糕的是，失眠會抑制我們「微調疼痛」的區域，例如大腦中「紋狀體」和「島葉」的活動，這可能會讓我們更不容易學習跟平衡疼痛的刺激，**也就是我們的大腦與身體更難去處理疼痛訊號，我們的痛覺反應就有可能因此愈發惡化**。

柏克萊大學的研究意味著睡眠不足時將讓疼痛更有感，也更難以解除。除此之外，研究發現即便是輕微的睡眠中斷，也會導致痛覺機制產生變化，**這或許解釋了為什麼現代人的慢性疼痛愈來愈嚴重，有可能是因為我們睡得愈來愈差所導致的後遺症！**

受到生理時鐘調控的發炎反應

睡眠除了影響疼痛迴路，也會影響發炎反應，英國 Manchester 大學的研究顯示，我們的關節細胞具有自我抑制發炎的能力，這種功能受到生理時鐘的調節，若在晚上以光線刺激小鼠，改變他晚上深睡的生理週期，就會破壞這個抗發炎機制，減少抗炎的蛋白分泌量，使得發炎反應較為明顯。

今晚睡一場好覺 改善隔天疼痛

在臨床上我們常發現，具有急性或慢性疼痛的患者，比一般人更容易出現睡眠問題，**將近一半的慢性疼痛患者都患有睡眠障礙，而睡眠障礙也會影響工作、情緒、人際關係和整體生活品質**，進而加重不舒服的感受，研究也發現疼痛患者容易擔心睡眠不足影響健康，對於睡眠環境舒適度也更加敏感，例如聲音、光線、床墊，因此造成睡前焦慮或睡眠不安穩的情況更加嚴重。所以建立良好的睡眠習慣和環境，也有助於改善疼痛患者的睡眠品質，降低隔天的疼痛反應。

美國國家睡眠基金會學者 Kristen Knutson 博士也曾建議：「**若慢性疼痛患者的睡眠時間已接近建議的七至九小時，試試每天多睡十五至三十分鐘，將可以幫助加強舒緩痛覺感受。**」所以，將睡眠作為最佳止痛劑，應該是十分有效又不傷身的選擇！

好眠 Tips

❶「發炎」是造成關節、肌肉甚至神經慢性疼痛的最大原因之一，由這些科學研究我們可以推論，若長期熬夜失眠，將會影響抵抗發炎的自我療癒力，使得發炎症狀更嚴重，而睡眠障礙也會增加我們對疼痛的敏感性，降低微調疼痛的耐受度，因此當身體出現各種疼痛問題時，更要讓自己睡個好覺才行！

❷**疼痛、睡眠不足哪個先發生？**如果你有慢性疼痛又有睡眠問題，最好先確定是疼痛導致睡眠不足，還是睡眠不足引發了疼痛和發炎反應，因為睡眠和疼痛的

影響是「雙向」的，釐清症狀，將可幫助你找出解決的根本之道。身體的疼痛高達數十種，每一種疼痛又有不同的病因，因此確定引起疼痛的原因，才能找到治療的最佳選擇。例如有些人的腰痛是神經壓迫造成，有些人是坐姿不良造成骨盆歪斜，這些治療不盡相同，要對症處理才能治本。

3 **避開誘發發炎的食物：**糖分和甜食（飲料、珍奶、餅乾、糖果、糕點）、反式脂肪酸（薯條等油炸速食、微波爆米花、餅乾、蛋糕）、加工肉品（香腸、培根、火腿、煙燻滷味、牛肉乾、豬肉乾）、刺激性食物（辣椒、酒精）、調味料，都要少碰為妙。

4 睡前泡個熱水澡，可以加速血液循環，舒緩僵硬緊繃的肌肉和關節，天氣冷時可以使用電暖器、厚被子，起床前可以先活動伸展一下，再慢慢起身，防止寒冷、潮濕的空氣導致關節僵硬疼痛。

22

失智、腦霧、腦當機，你需要一場好覺！

我的阿嬤在去年被發現罹患了失智症，
我是不是遺傳了我阿嬤，我是不是失智了？

江小姐是位傑出的年輕小提琴家，聽他說，他自小從音樂班開始，就是天才型的演奏家，別人要練一個月的曲子，他上台前臨時抱佛腳練個幾天，就能表演得行雲流水，我曾看過他的獨奏影片，簡直是明星音樂家，一上台就像如入無人之境一樣，散發強烈的魅力，有時甚至忘了聽琴聲，反倒是沉醉在他演奏小提琴的那種氣勢和感情的渲染中。

當然，一個如此優秀的提琴家，會來找我，一定是遇到了令他憂心的麻煩。原來，他發現最近在團練的時候，沒有辦法很好地向合作的指揮表達自己的想法，因為無法好好地溝通，讓他最近的演出和練習都遇到瓶頸，平時熟練的樂曲，需要花更多時間去練習，還常常無法集中精神，導致演出在即，卻擔憂自己表現不佳。這些本來對他來說，是有趣而且嚮往的演出活動，現在卻變得讓他精神緊繃、常常提不起勁。

他也發現自己現在常常丟三落四，因為除了演出，他還有許多教學活動，平常要跑台北許多學校教學，但最近常常一更改時程之後就會時間錯

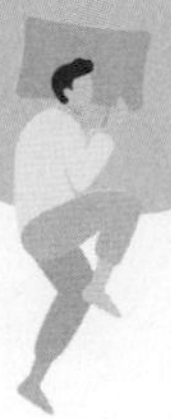

亂，行程轉頭就忘，甚至變得昏沉、疲倦，容易急躁、發怒，練習音樂本就是一件需要高度專注和耐心的事，現在對他來說變得有些折磨。

他眉頭深鎖地問我：「我的阿嬤在去年被發現罹患了失智症，我是不是遺傳了我阿嬤，鄭醫師你不用擔心我承受不了，你老實跟我說，我是不是失智了？」

我替他做了一些初步的失智篩檢，也讓他填寫腦霧量表，他並沒有明顯心智功能退化，身體也沒有隱藏慢性疾病，但腦霧量表的確呈現重度腦霧：二十三分。那天返診，我開始了解他的生活作息和飲食，問他：「那早上起來的時候，妳覺得身體是舒服的？腦筋是清醒的嗎？還是其實覺得疲勞，全身僵硬痠痛？彷彿睡了一覺醒來，都沒有休息到，反而常常還有更累的感覺？」

「對！就是鄭醫師你說得這樣耶！」這才發現，他的睡眠品質其實出了很大的問題！

睡眠解碼

什麼是「腦霧現象」？

腦霧（Brain Fog），Brain 指的是我們的「腦」，Fog 就是「濃霧」的意思，我在二〇一八年的著作，**《健忘失神腦當機，你腦霧了嗎？：腦科醫師教你33個關鍵自救，提升專注、記憶、思考三大腦原力》**，介紹了許多有關逆轉腦霧的方法。**腦霧的核心症狀包括：**

❶ **失神↓專注力渙散：**平時拿手熟練的事，需要花更多時間去完成，常常無法集中精神做該做的事。

❷ **健忘↓記憶力下降：**別人交代的事，丟三落四，常常找不到經常需要使用的東西（手機、錢包、鑰匙……）。

❸ **遲鈍↓思考理解力退化：**和別人溝通時，無法精準表達，也無法順利理解他人，思緒緩慢、混沌，要做決定時，覺得困難。

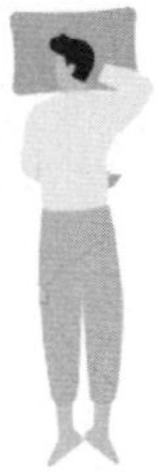

❹ **倦怠↓身心昏沉疲勞：**覺得身體疲勞，怎麼睡都睡不飽，日常生活變得提不起勁，興致缺缺。

❺ **覺得身體不舒服，包含任何一項：**頭痛、頭暈、視力模糊、耳鳴、腦鳴、頭脹，或頭重腳輕。

❻ **因為上述所提到的問題，**已經造成您在工作上，或日常生活中，或和他人相處時的困擾。

我會鼓勵大家一起關注腦霧的原因是，「失智」這個疾病在全球發生率節節攀升，但因為多半發生時，大腦已經產生病變。我們是不是可以再試著往前一些，在青、壯、中年時，就將大腦重度使用的生活，做更好的日常調校，並從最基本的日常做起，透過消除腦霧，提升工作、生活、人際關係的品質，也同時預防未來發生失智的可能！

可供讀者檢測的腦霧指數表

「**腦霧自我快篩量表**」，只要花五分鐘，可以初步幫助你了解自己的大腦迷霧指數，確認大腦三原力的健康狀態。現在就一起評測你的大腦迷霧指數，檢測專注、記憶、思考理解力的表現！

腦霧自我快篩量表

要如何從生活中改善腦霧，恢復記憶力？

腦霧發生後，一定要從療癒身心失調問題開始，因為當身心合併出現許多弱點，而且積累了好一段時間，腦霧就會像溢出杯子的水，一發不可收拾。腦霧問題，大多時候是功能性失調的症狀，換句話說，經常不是因為腦子真的長了什麼壞東西，而是像電腦跑慢當機了！往往耐心調校後就能回復正常運轉。

我建議大家，改善腦霧要：

▼**睡個好覺：**充足和深層的睡眠，有助於腦細胞的休息和自我修復。良好的睡

眠能「鞏固記憶」，促進大腦的可塑性，同時增加大腦廢物清除的能力。

▼**儲存「腦本」：**多維度的生活，可以讓大腦持續「保鮮」，增加多樣化的生活面貌，隨著成長，不停滯地探索新事物，是任何年齡都適用，活化腦細胞的根本方法！

▼**保持正向樂觀，積極參與社群：**研究告訴我們，離群索居的人罹患失智、高血壓、心臟病和憂鬱症的風險，確實都比一般人來得高。積極參與社交活動，培養體育、文化相關的興趣，結交有共同興趣的朋友。

▼**吃得好，保持「腦－腸」連結的健康：**特別注意要少吃加工品和甜食，多吃食物原形和多喝水！會讓身體發炎及疼痛的地雷食物則要盡量避免。「地中海飲食」和「低GI飲食」也是對大腦具有保護作用的重要飲食原則！

▼**呼吸靜心練習：**用有意識的放鬆和呼吸練習，為大腦進行充電，這麼做可以幫助我們提升思考、專注和記憶，讓焦躁和憂鬱緩解，讓疼痛感知下降，讓睡眠更加深層有效率。

▼**讓身體動起來：**身體多動是讓大腦能保持健康的關鍵因素，只要規律簡單的有氧運動，進行規律的按摩、拉伸運動，就能產生保護大腦的作用。

▼**遠離疼痛和發炎：**身體周邊組織慢性的發炎、疼痛，會使我們的大腦也開始發炎，疼痛不能忍耐，它是身體和你溝通的語言！

▼**避免生理期和更年期對大腦的傷害：**雌激素以及荷爾蒙的不穩定或缺乏，會造成腦霧和疼痛，在台灣有六成女生都有經前的不舒服，而更年期相關的腦霧及疼痛，更是十分常見。好好地做紀錄，觀察自己身體的變化，睡好、吃好，就不會被荷爾蒙輕易地綁架大腦！

睡眠剝奪後，失智致病蛋白量增加

根據二〇一九年發表於《Science》的研究結果，科學家證實了，在短暫睡眠剝奪的人腦脊髓液中，與阿茲海默症致病相關的 tau 蛋白和 β 類澱粉蛋白（β-amyloid）含量都明顯上升。這兩種病態蛋白會纏繞和沉積在我們的大腦中，造成腦中神經細胞進一步凋亡壞死，導致失智症狀，產生心智功能和記憶力退化，讓人忘記回家的路，最後甚至連親人都認不得。

睡眠障礙和失智的風險陸續被許多研究闡明，我認為由華盛頓大學 David Holtzman 教授團隊所執行的這個研究，還有幾點臨床意義值得大家關注：

❶ 在這系列的研究中，這些受試者的年紀都不大，才介於三十到六十歲之間，但依然在睡眠剝奪後，發現阿茲海默症致病蛋白量增加30到50%，這告訴我們，**不要以為失智只是年紀大後才產生的退化疾病，其實在年輕時，我們的大腦就有可能默默地累積致病風險**，積年累月之後，可用的腦細胞存量遞減，才在年長時終於出現失智症狀。

❷ 這些受測者睡眠被剝奪的時間大約是三十六小時，也就是只要一個晚上熬夜不睡到隔天，短短的時間，腦中的失智致病蛋白就會開始明顯地累積增加，這點顛覆了我們認為失智是慢性病的概念，**其實更微觀的觀察腦中的病理變**

化，病態蛋白含量的增加與醒睡週期的混亂息息相關，只要數日便能產生「急性」變化。

❸ 所以，想要預防失智不是不可能，但**我們必須從年輕時就做對事情來儲存「腦本」**，如果因為拚事業、照顧家庭，現在就長期犧牲睡眠，就算此刻沒有明顯症狀，也等於將大腦陷於未來產生失智的高風險中，等到年紀大才來養生，對大腦功能而言，根本緩不濟急。

❹ 這個研究的優勢是有動物實驗做佐證，劣勢是人類研究個體數僅有八人，若能有後續研究增大受試群體數，並且觀察睡眠長期效應，會更有說服力和價值。

睡眠和大腦功能的相關研究

「睡眠」就是大腦清除廢物的關鍵時間，在睡眠當中，腦細胞會暫時性、刻意地產生萎縮現象，這是為了將細胞之間的空隙增大，好讓在腦細胞間流動的腦脊髓液，能更大量順暢地流通，就像通水管一般，將對大腦有害的廢棄物一併沖刷帶走。這就是「睡眠」當中會特別活躍的**「腦部代謝物清除程序」（Metabolite clearance of brain）**。

睡眠也有「記憶鞏固」效果，我們在日常生活獲取的片段資訊，會先暫存在我們大腦的記憶暫存區（其中很重要的區域之一，是海馬迴 Hippocampus），如果我們希望將這份資訊和記憶做良好的編輯後，鞏固地存在我們大腦的核心記憶區，也就是大腦皮質（Cerebral cortex）區域，我們就一定要好好地睡覺！大腦皮質區域就好像電腦的硬碟，而這個記憶鞏固的過程，其中很重要的步驟，就仰賴高品質的睡眠！

好眠Tips

❶ 有睡眠障礙的人，未來有一‧六八倍的機會更容易產生認知功能退化或阿茲海默症（失智症的一種常見類型）。整體來說，良好睡眠包含了幾個重要的成分！

- **能夠快速地入睡。**
- **夠深夠穩的睡眠過程。**
- **足夠的睡眠時間。**
- **睡眠當中不會感到身體的不適、多夢或頻尿。**
- **睡醒之後身體能夠獲得充分休息的清新感。**

❷ 二〇一九年十一月一份突破性的研究刊登在《Science》雜誌，多位研究者監測深層睡眠期的慢速腦波，發現神經元放電，也會推動腦脊髓液流通，從而幫助腦脊液通過腦組織，就像腦部大掃除一樣，幫助代謝腦中廢物和失智蛋白。而深層睡眠正是釋放慢速腦波的主要時期，睡眠的時間長短、品質都會攸關睡眠深度，因此想要提升記憶力，讓大腦更健康，預防失智病變，可不能輕忽睡飽、睡好的重要性！

❸ 從這些研究中，我們不難理解，睡眠的確可以幫助我們修復過勞的大腦，除了避免失智的致病蛋白過度產生，也可以將對大腦不利的有害物質，做有效

的代謝清除。我們的大腦系統跟電腦運作其實十分類似，空有多快的運算核心，如果不定時關機重置，我們的大腦還是跟過熱超頻的電腦一樣，跑都跑不動！每一個人真正需要多久的睡眠，其實是你生下來時，「基因」就幫你決定好的。以一個成人來說，平均七到八個小時的睡眠是足夠的，其實睡多久並不是最重要的事情，重要的是這一個睡眠是不是高CP值的睡眠，有沒有足夠的深眠時間！

23

機長的苦惱，晝夜節律失調！夜班、輪班該怎麼睡？

年過三十五，他發現自己只要每次飛完國際線，回到台灣放長假時，反而變得非常難以入睡，更曾經一個星期完全沒辦法闔眼。

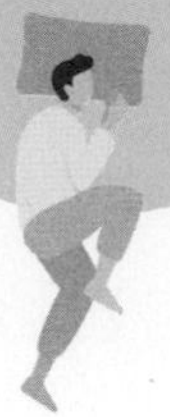

在現實生活中，你會看到一些彷彿是從漫畫裡走出來的人，許Sir就是那樣的人。身高一百九十公分，英姿煥發、風度翩翩的，每次出現在門診外候診的時候，總是引來許多女病人的側目，永遠都是西裝筆挺的出現在我的診間，時常還拉著那個在電影裡會出現的機長皮箱。

許Sir年輕時就是非常優秀的飛行官，後來轉職到民營的航空公司工作，擔任飛行機長，他說自己特別喜歡飛國際線，因為那可以讓他到世界不同的國家瀏覽、體驗。年輕的時候覺得飛行就是他的志業，因為他有驚人的體能續航力，時差也從來都不是他的問題，總能輕鬆克服，全球怎麼飛都沒問題。

但年過三十五，他發現自己只要每次飛完國際線，回到台灣放長假時，反而是他最痛苦的時候，他會變得非常難以入睡，更曾經一個星期完全沒辦法闔眼，白天累得要命也不一定能入睡。他覺得這樣的失眠狀態，已經嚴重影響他進行飛行工作時的專注度跟精神狀態了。

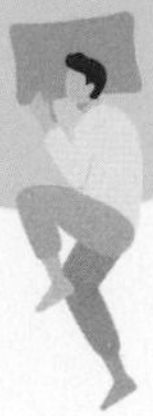

其實沒有辦法在正常時間睡覺的人非常多，在夜深人靜時，還是有很多人正在半夜輪班工作，包括像許Sir的飛行工作者、機場地勤，也包括軍警、保全、醫護人員必須值班，甚至有很多的勞動工作者，也必須利用夜間路上不再車水馬龍時，才能進行修復工程。**到底輪班工作會不會傷身呢？這些人又要怎麼睡才好呢？**

睡眠解碼

熬夜輪班工作的身心風險

「七年級生上完大夜班睡一天　父破門入發現已暴斃身亡」

「保全長期值大夜班中風　公司判賠五七五萬餘元」

「夜班保全疑開車恍神　騎士遭撞彈飛身亡」

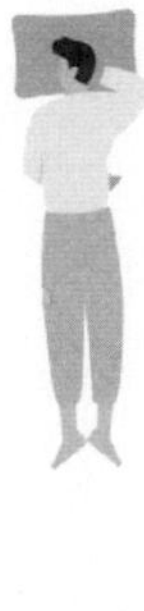

在Google搜尋「夜班」，聳動的標題跳出頁面，除了夜班，熬夜幾乎是現代人的通病了，也許你會心想，有這麼嚴重嗎？白天累的時候找時間小睡一下就好啦，然而白天小睡雖然可以減少疲倦感，卻不能抵掉「睡眠債」喔！因為睡眠不只影響了精神狀態，更與我們身體機能運作息息相關。

「光照」是生理時鐘最主要的調控因子，光線進入眼睛後，會對大腦下達指令，讓大腦停止分泌促進睡意的「褪黑激素」，到了夜晚，少了耀眼的強光，褪黑激素又再次分泌讓我們產生睡意，**然而上夜班的人，不僅在夜晚工作時接受人工光照，白天回家途中又會再次接收到太陽光照，長期下來生理時鐘就容易紊亂。**（見第七十二頁，圖3）

對熬夜、輪班工作的人來說，長期對抗生理時鐘的後果，會導致睡眠失調，因為即使徹夜工作，身體已相當疲憊，但白天下班回到家，接收太陽光照的生理時鐘依舊調控著我們，讓我們難以在白天休息時獲得充足睡眠，此外還有噪音、家務事等因素，都會干擾睡眠品質，這也就是為什麼，通常在持續數月、數年的夜班和輪班工作後，我們都會開始出現睡眠障礙、工作時嗜睡疲勞的問題。

疲勞、嗜睡也會導致警覺性、反應力、記憶力、情緒調控力、訊息處理力、決策能力變差，對長期輪值夜班的醫護人員或駕駛，不管是處理緊急醫療狀況或操作機具，都很難保持高度專注力。

夜班、輪班工作者常見的疾病：

❶嗜睡、疲倦、失眠等睡眠障礙。

❷便祕、體重增加、消化不良等問題（日夜顛倒會導致食慾荷爾蒙分泌失調，讓我們攝取過量的糖分、碳水化合物，此外也會使新陳代謝力下降）。

❸社交孤立感（作息時常與家人朋友不同）。

❹高血壓、心臟病和中風風險提高。

❺生理期失調，或導致懷孕婦女早產。

❻新陳代謝失調，引發高血脂或糖尿病。

❼情緒易怒、焦慮、沮喪，增加憂鬱症發病機率。

❽注意力低下，增加交通意外事件發生機率。

❾提高癌症發生機率。

好眠Tips

除了夜班，輪班制也是俗稱的花花班（例如早班、夜班交替）、長時間排班制（工時超過十二小時），因為睡眠時間混亂，生理時鐘難以調節，因此對健康與精神會造成很大的危害，如果工作時間無法調整，那我們可以怎麼幫助身體舒緩呢？夜班、輪班工作者的睡眠技巧分享給大家：

❶ **在工作日和假日維持一樣的作息**：儘管夜班工作者常會利用假日補眠，但最好讓自己即使在假日也要維持一樣的睡眠時間，讓身體知道何時該保持清醒，何時可以放鬆休息。此外，假日晚上也最好維持上班日的工作狀態，可以看點書、雜誌、運動，讓生理時鐘不要有太大差異。

❷ **多和家人朋友溝通你的作息表**：讓家人朋友清楚你的睡眠時間，避免他們打擾影響你的睡眠品質。即使作息時間顛倒，較難安排聚在一起的時間，依舊可以透過電話聯絡感情，或是在假日晚上安排朋友聚會、家庭時間、約會時間。

❸ **控制光照時間：**光線是影響生理時鐘最主要因子，因此光線充足的工作場所，更可以提高夜班工作者專注力、警覺力；而在下班回家路上，可以戴上太陽眼鏡，避免白天的自然光線影響你下班後的睡意。

❹ **打造舒適的睡眠環境：**使用耳塞、眼罩，或加厚的窗簾，避免光線、噪音干擾睡眠。

❺ **限制咖啡因和酒精攝取時間：**如果真的很疲倦，可在上班的第一個小時喝杯咖啡，但過後最好避免，以免影響下班後睡眠品質，此外睡前三至四小時應避免攝取含有酒精、咖啡因的飲品，也不要抽菸，或吃大量食物、進行激烈運動，這些行為都會讓身體處於興奮狀態，讓你不易入睡。

❻ **限時小睡：**午睡是夜班工作者對抗疲勞，保持警覺的好方法，但時間要控制在二十至四十五分鐘內，超過四十五分鐘就可能進入深層睡眠，此時起床反而會讓你頭昏腦脹。

❼ **保持健康飲食：**夜班工作者常會想吃炸物、洋芋片等高熱量食物，但這些食

物反而會造成身體負擔，半夜工作時要注意水分攝取，每隔幾個小時可補充一些易於消化的水果和蔬菜、堅果，維持血糖穩定，避免食用糖和精製食品、辛辣或油炸的食物。

⑧ **保持運動習慣：**固定運動習慣能讓你更好入睡，也可幫助你在清醒時擁有更好的工作表現，淺睡或不好入睡的人，請盡量在起床後運動，要避免在睡前運動。

⑨ **生活調節的範例規劃表：**舉例來說，若須從晚上十點工作到早上六點，回到家大約八點入睡，那最好在半夜三點就別再喝咖啡，三點後也不要再吃太多東西，此外回家路上記得戴上墨鏡，回到家後可使用小燈或桌燈取代日光燈，讓身體進入休息狀態，也可以使用遮光的窗簾減少戶外光照，另外睡前也要避免看手機、電腦、電視，以免藍光影響生理時鐘。下午醒來後，最好能讓自己暴露在陽光下，或是待在明亮的室內，讓光線喚醒身體。

⑩ **夜班、輪班工作的傷害是慢慢累積的：**而發現時往往已造成難以彌補的傷

害，因此更要多多傾聽身體的聲音，並且一定要定期健檢，確認自己的身體在夜間和輪班工作壓力下的狀態是否健康，若是發現身心異狀，則千萬不要忍耐硬撐！

熬夜輪班工作者的生活建議規劃表

時間	活動
晚上10點～早上6點	工作時間，盡量處於光線明亮的環境中。下班前三小時就開始忌口酒精或含咖啡因飲品。
早上6點～早上8點	通勤回家，可戴墨鏡避免光線刺激，回家盡量開小燈或桌燈，保持臥房昏暗準備入睡。
早上8點～下午4點	睡眠期間，避免噪音及電話干擾，不要中斷睡眠，維持一段式完整睡眠。
下午4點～晚上9點	適時安排和家人、朋友相聚約會的時間，避免社交孤立感。
晚上9點～晚上10點	準備上班、通勤，必要時上班前可以喝杯咖啡提神。

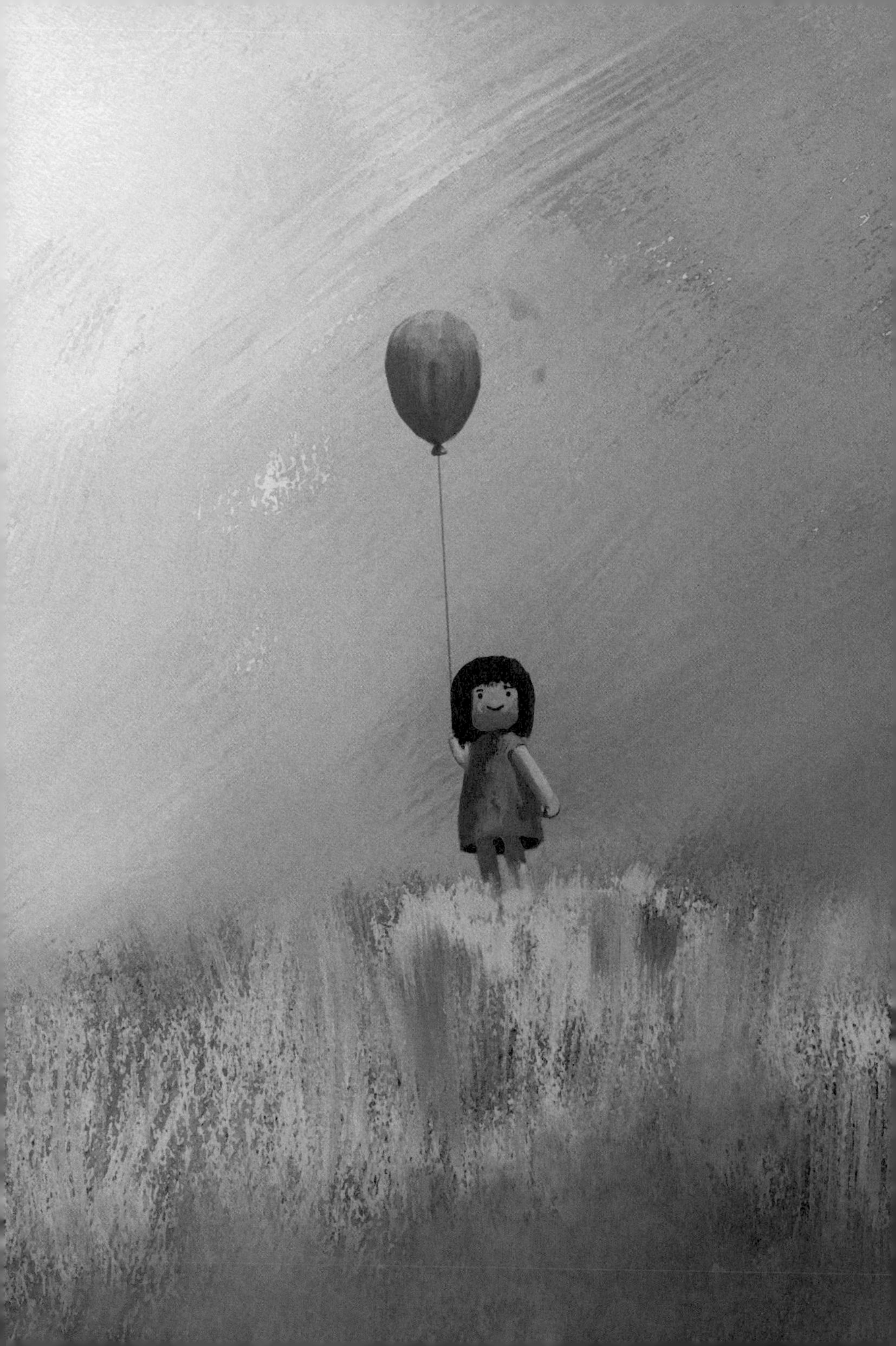

\# 從悲傷中重新體悟
身為怪咖的感動和幸運！

ASMR 大人的睡前療癒故事

詩歌良藥：你也感覺跟這世界格格不入嗎？一起讀「怪咖」詩！保有自己的獨特，擁有自己的小宇宙也沒有錯！

#用讀詩療癒自己

你覺得自己是怪咖嗎？常常與生活周遭的人事物格格不入？但「差異」其實是值得被讚賞的，每個人的獨特性造就世界的美好，而我們要如何不在從眾的風氣中隨波逐流，卻設法找到認識自己並接受自己的方法？今天我、楚蓁和雅惠想和大家一起聊聊，怪咖的自我追尋之旅，我們是如何從害怕和自卑中，成為勇敢的「怪咖文化」歌頌者！

#深夜播客

這是我為大家準備的大人睡前故事，希望用更溫暖療癒的內容陪伴你，讓我為你說故事，成為你的 storyteller，一起度過夜晚時光，陪你入睡！和我一起說故事給你聽的，是我的多年好友，王楚蓁老師。

本集內容

- 大人睡前故事：對自己的錯誤期待導致一場悲劇，
雅惠在樹影搖曳的操場邊，從悲傷中重新體悟身為怪咖的感動和幸運！（35:10）
- 你也是「格格」嗎？格格不入的格格！（00:30）
- 你還記得求學時期的群育評語嗎？楚蓁害怕與人攀談的社交障礙（02:25）
- 詩歌一：社交　林婉瑜（06:45）
- 雅惠的聯誼世故與事故（08:02）
- 淳予的水果特質分類法（09:40）
- 淳予賦予怪咖的操作型定義（13:04）
- 不在媚俗與從眾的風氣中隨波逐流，設法找到認識自己並接受自己的方式（15:30）
- 詩歌二：智障者之歌（17:04）
- 生而為人，我們都可以在橫縱向的方向性中找尋自我定位（19:25）
- 怪奇比莉對於雅惠的影響（21:00）
- 做自己、不媚俗，總會遇見可以理解我們的人（23:15）
- 卡爾薩根帶給淳予的啟示（24:30）
- 詩歌三：撿東西　阿米（31:09）
- 「差異」是值得被尊重與讚賞的，
每個人的獨特性與差異性更是不該被標準化（34:15）

一起聽故事

ASMR 大人的睡前療癒故事

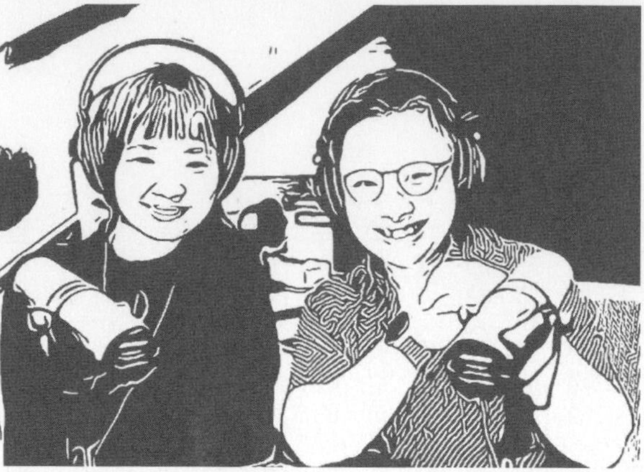

詩歌良藥：總是事與願違？許願也會有Bug！一起讀「許願」詩！一起許個睡好、睡滿的大心願！

#用讀詩療癒自己

大家是否曾默默地在心中許下新願望呢？你的願望實現的機會大嗎？你知道許願也是會有 Bug 的，今天我跟楚蓁要來破解錯誤許願法！聊聊「許願」這件事，聊我們的許願心法，也聊我們自己的願望！睡好的最重要條件其實是個哲學問題？「心安」最重要！「睡得跟豬一樣」是我們共同的大心願！

#深夜播客

這是我為大家準備的大人睡前故事，希望用更溫暖療癒的內容陪伴你，讓我為你說故事，成為你的 storyteller，一起度過夜晚時光，陪你入睡！和我一起說故事給你聽的，是我的多年好友，王楚蓁老師。

#本集內容

- 大人睡前故事：佛陀的武器！化敵為友的慈愛心法，慈經的由來（38:06）
- 你今年許願了嗎？你知道其實許願也是有 Bug 的嗎？（00:38）
- 詩歌一：面朝大海春暖花開 海子（03:24）
- 許願的正向力量（05:01）
- 許願法可能也會出錯！把願望放在自己或他人身上的兩極差異（06:55）
- 自我覺察重要的核心信念，精準許願的第一步（11:47）
- 詩歌二：慈經 佛陀（14:12）
- 淳予許願的核心信念以及面對抉擇的原則（16:35）
- 詩歌三：如今 隱匿（21:27）
- 好好睡，其實是「哲學」問題！「心安」最重要（24:19）
- 淳予的願望：希望擁有更多孤獨的時間！why？（27:50）
- 「走出舒適圈」這個願的大 Bug！（30:10）
- 淳予許願的實際作法（35:00）
- 我們共同的大心願「睡得跟豬一樣」！（43:14）

一起聽故事

參考文獻

1. Ouanes, S., et al., High Cortisol and the Risk of Dementia and Alzheimer's Disease: A Review of the Literature. Front Aging Neurosci, 2019. 11: p. 43.
2. Fogelman, N., et al., Early Life Stress, Physiology, and Genetics: A Review. Front Psychol, 2019. 10: p. 1668.
3. Oosterholt, B.G., et al., Burnout and cortisol: evidence for a lower cortisol awakening response in both clinical and non-clinical burnout. J Psychosom Res, 2015. 78(5): p. 445-51.
4. Joseph, J.J., et al., Cortisol dysregulation: the bidirectional link between stress, depression, and type 2 diabetes mellitus. Ann N Y Acad Sci, 2017. 1391(1): p. 20-34.
5. Guilliams, T.G., et al. Chronic stress and the HPA axis: Clinical assessment and therapeutic considerations. The review of natural & neutraceutical therapies for clinical practice. The standard, 2010. 9(2): p. 1-12.
6. Thakkar, M.M., et al., Alcohol disrupts sleep homeostasis. Alcohol, 2015. 49(4): p. 299-310.
7. Koob, G.F., et al., Alcohol use disorder and sleep disturbances: a feed-forward allostatic framework. Neuropsychopharmacology, 2020. 45(1): p. 141-165.
8. Wood, A.M., et al., Risk thresholds for alcohol consumption: combined analysis of individual-participant data for 599 912 current drinkers in 83 prospective studies. Lancet, 2018. 391(10129): p. 1513-1523.
9. Ebrahim, I.O., et al., Alcohol and sleep I: effects on normal sleep. Alcohol Clin Exp Res, 2013. 37(4): p. 539-49.
10. Spadola, C.E., et al., Evening intake of alcohol, caffeine, and nicotine: night-to-night associations with sleep duration and continuity among African Americans in the Jackson Heart Sleep Study. Sleep, 2019. 42(11).
11. Barratt, E.L., et al., Autonomous Sensory Meridian Response (ASMR): a flow-like mental state. PeerJ, 2015. 3: p. e851.
12. Smith, S.D., et al., Atypical Functional Connectivity Associated with Autonomous Sensory Meridian Response: An Examination of Five Resting-State Networks. Brain Connect, 2019. 9(6): p. 508-518.
13. Smith, S.D., et al., An examination of the default mode network in individuals with autonomous sensory meridian response (ASMR). Soc Neurosci, 2017. 12(4): p. 361-365.
14. Lochte, B.C., et al., An fMRI investigation of the neural correlates underlying the autonomous sensory meridian response (ASMR). Bioimpacts, 2018. 8(4): p. 295-304.
15. Fredborg, B.K., et al., Mindfulness and autonomous sensory meridian response (ASMR). PeerJ, 2018. 6: p. e5414.
16. Smith, S.D., et al., A functional magnetic resonance imaging investigation of the autonomous sensory meridian response. PeerJ, 2019. 7: p. e7122.

17. Kroese, F.M., et al., Bedtime procrastination: introducing a new area of procrastination. Front Psychol, 2014. 5: p. 611.
18. Chung, S.J., et al., What do people do before going to bed? A study of Bedtime Procrastination using Time Use Surveys. Sleep, 2019.
19. Kuhnel, J., et al., Why Don't You Go to Bed on Time? A Daily Diary Study on the Relationships between Chronotype, Self-Control Resources and the Phenomenon of Bedtime Procrastination. Front Psychol, 2018. 9: p. 77.
20. Rubin, R., Matters of the Mind-Bedtime Procrastination, Relaxation-Induced Anxiety, Lonely Tweeters. JAMA, 2019.
21. Wilt, T.J., et al., Pharmacologic therapy for primary restless legs syndrome: a systematic review and meta-analysis. JAMA Intern Med, 2013. 173(7): p. 496-505.
22. Trenkwalder, C., et al., Restless legs syndrome-current therapies and management of augmentation. Nat Rev Neurol, 2015. 11(8): p. 434-45.
23. Vanderheyden, W.M., et al., Sleep alterations following exposure to stress predict fear-associated memory impairments in a rodent model of PTSD. Exp Brain Res, 2015. 233(8): p. 2335-46.
24. Poe, G.R., Sleep Is for Forgetting. J Neurosci, 2017. 37(3): p. 464-473.
25. Wassing, R., et al., Overnight worsening of emotional distress indicates maladaptive sleep in insomnia. Sleep, 2019. 42(4).
26. Reis, C., et al., Delayed sleep-wake phase disorder in a clinical population: gender and sub-population diferences. Sleep Sci, 2019. 12(3): p. 203-213.
27. Magee, M., et al., Diagnosis, Cause, and Treatment Approaches for Delayed Sleep-Wake Phase Disorder. Sleep Med Clin, 2016. 11(3): p. 389-401.
28. Watson, L.A., et al., Increased sensitivity of the circadian system to light in delayed sleep-wake phase disorder. J Physiol, 2018. 596(24): p. 6249-6261.
29. Shaver, J.L., et al., Sleep and menopause: a narrative review. Menopause, 2015. 22(8): p. 899-915.
30. Drake, C.L., et al., Treating chronic insomnia in postmenopausal women: a randomized clinical trial comparing cognitive-behavioral therapy for insomnia, sleep restriction therapy, and sleep hygiene education. Sleep, 2019. 42(2).
31. Kravitz, H.M., et al., Sleep, Health, and Metabolism in Midlife Women and Menopause: Food for Thought. Obstet Gynecol Clin North Am, 2018. 45(4): p. 679-694.
32. Santoro, N., Perimenopause: From Research to Practice. J Womens Health (Larchmt), 2016. 25(4): p. 332-9.
33. Foley, H.M., et al., Adverse events associated with oral administration of melatonin: A critical systematic review of clinical evidence. Complement Ther Med, 2019. 42: p. 65-81.
34. Harpsoe, N.G., et al., Clinical pharmacokinetics of melatonin: a systematic review. Eur J Clin Pharmacol, 2015. 71(8): p. 901-9.
35. Xie, Z., et al., A review of sleep disorders and melatonin. Neurol Res, 2017. 39(6): p. 559-565.
36. Ferracioli-Oda, E., et al., Meta-analysis: melatonin for the treatment of primary sleep disorders. PLoS One, 2013. 8(5): p. e63773.

37. Banno, K., et al., Sleep apnea: clinical investigations in humans. Sleep Med, 2007. 8(4): p. 400-26.
38. Kapur, V.K., Obstructive sleep apnea: diagnosis, epidemiology, and economics. Respir Care, 2010. 55(9): p. 1155-67.
39. Joosten, S.A., et al., Improvement in Obstructive Sleep Apnea With Weight Loss is Dependent on Body Position During Sleep. Sleep, 2017. 40(5).
40. Stallman, H.M., et al., Medication induced sleepwalking: A systematic review. Sleep Med Rev, 2018. 37: p. 105-113.
41. Stallman, H.M., Assessment and treatment of sleepwalking in clinical practice. Aust Fam Physician, 2017. 46(8): p. 590-593.
42. Castelnovo, A., et al., NREM sleep parasomnias as disorders of sleep-state dissociation. Nat Rev Neurol, 2018. 14(8): p. 470-481.
43. Brion, A., et al., Sleep-related eating disorder versus sleepwalking: a controlled study. Sleep Med, 2012. 13(8): p. 1094-101.
44. Sharpless, B.A., et al., Lifetime prevalence rates of sleep paralysis: a systematic review. Sleep Med Rev, 2011. 15(5): p. 311-5.
45. Denis, D., Relationships between sleep paralysis and sleep quality: current insights. Nat Sci Sleep, 2018. 10: p. 355-367.
46. Olunu, E., et al., Sleep Paralysis, a Medical Condition with a Diverse Cultural Interpretation. Int J Appl Basic Med Res, 2018. 8(3): p. 137-142.
47. Sharpless, B.A., A clinician's guide to recurrent isolated sleep paralysis. Neuropsychiatr Dis Treat, 2016. 12: p. 1761-7.
48. Sharpless, B.A., et al., Clinical features of isolated sleep paralysis. Sleep Med, 2019. 58: p. 102-106.
49. Hoffmann, J., et al., Diagnosis, pathophysiology, and management of cluster headache. Lancet Neurol, 2018. 17(1): p. 75-83.
50. Jumani, L., et al., Depression Among Patients with Chronic Cluster Headaches. Cureus, 2019. 11(10): p. e5912.
51. Straube, A., et al., Primary headaches during lifespan. J Headache Pain, 2019. 20(1): p. 35.
52. Schurks, M., et al., Cluster headache: clinical presentation, lifestyle features, and medical treatment. Headache, 2006. 46(8): p. 1246-54.
53. Mobley, D.F., et al., Etiology, evaluation, and management of nocturia in elderly men and women. Postgrad Med, 2014. 126(2): p. 147-53.
54. Boongird, S., et al., Nocturia and aging: diagnosis and treatment. Adv Chronic Kidney Dis, 2010. 17(4): p. e27-40.
55. Vaughan, C.P., et al., Sleep and Nocturia in Older Adults. Sleep Med Clin, 2018. 13(1): p. 107-116.
56. Tikkinen, K.A., et al., Nocturia frequency, bother, and quality of life: how often is too often? A population-based study in Finland. Eur Urol, 2010. 57(3): p. 488-96.
57. Oelke, M., et al., A practical approach to the management of nocturia. Int J Clin Pract, 2017. 71(11).
58. Allen, R.E., et al., Nocturnal leg cramps. Am Fam Physician, 2012. 86(4): p. 350-5.

59. Maisonneuve, H., et al., Prevalence of cramps in patients over the age of 60 in primary care : a cross sectional study. BMC Fam Pract, 2016. 17(1): p. 111.
60. Brown, T.M., Sleep-Related Leg Cramps: A Review and Suggestions for Future Research. Sleep Med Clin, 2015. 10(3): p. 385-92, xvi.
61. Grandner, M.A., et al., Nocturnal leg cramps: Prevalence and associations with demographics, sleep disturbance symptoms, medical conditions, and cardiometabolic risk factors. PLoS One, 2017. 12(6): p. e0178465.
62. Hallegraeff, J., et al., Criteria in diagnosing nocturnal leg cramps: a systematic review. BMC Fam Pract, 2017. 18(1): p. 29.
63. Billiard, M., REM sleep behavior disorder and narcolepsy. CNS Neurol Disord Drug Targets, 2009. 8(4): p. 264-70.
64. Lysen, T.S., et al., Sleep and risk of parkinsonism and Parkinson's disease: a population-based study. Brain, 2019. 142(7): p. 2013-2022.
65. St Louis, E.K., et al., REM Sleep Behavior Disorder: Diagnosis, Clinical Implications, and Future Directions. Mayo Clin Proc, 2017. 92(11): p. 1723-1736.
66. Zanigni, S., et al., REM behaviour disorder and neurodegenerative diseases. Sleep Med, 2011. 12 Suppl 2: p. S54-8.
67. Postuma, R.B., et al., Parkinson risk in idiopathic REM sleep behavior disorder: preparing for neuroprotective trials. Neurology, 2015. 84(11): p. 1104-13.
68. Yao, C., et al., Risk factors for possible REM sleep behavior disorder: A CLSA population-based cohort study. Neurology, 2018.
69. Mander, B.A., et al., Sleep and Human Aging. Neuron, 2017. 94(1): p. 19-36.
70. Zhong, H.H., et al., Roles of aging in sleep. Neurosci Biobehav Rev, 2019. 98: p. 177-184.
71. Pengo, M.F., et al., Sleep in Women Across the Life Span. Chest, 2018. 154(1): p. 196-206.
72. Tempaku, P., et al., Long Sleep Duration, Insomnia, and Insomnia With Short Objective Sleep Duration Are Independently Associated With Short Telomere Length. J Clin Sleep Med, 2018. 14(12): p. 2037-2045.
73. Carroll, J.E., et al., Insomnia and Telomere Length in Older Adults. Sleep, 2016. 39(3): p. 559-64.
74. Epel, E.S., et al., Dynamics of telomerase activity in response to acute psychological stress. Brain Behav Immun, 2010. 24(4): p. 531-9.
75. Thorpy, M.J., Recently Approved and Upcoming Treatments for Narcolepsy. CNS Drugs, 2020.
76. Abad, V.C., et al., New developments in the management of narcolepsy. Nat Sci Sleep, 2017. 9: p. 39-57.
77. Barateau, L., et al., Recent advances in treatment for narcolepsy. Ther Adv Neurol Disord, 2019. 12: p. 1756286419875622.
78. Morse, A.M., Narcolepsy in Children and Adults: A Guide to Improved Recognition, Diagnosis and Management. Med Sci (Basel), 2019. 7(12).
79. Tamminen, J., et al., Sleep spindle activity is associated with the integration of new memories and existing knowledge. J Neurosci, 2010. 30(43): p. 14356-60.

80. Lewis, P.A., et al., How Memory Replay in Sleep Boosts Creative Problem-Solving. Trends Cogn Sci, 2018. 22(6): p. 491-503.
81. Weaver, M.D., et al., Dose-Dependent Associations Between Sleep Duration and Unsafe Behaviors Among US High School Students. JAMA Pediatr, 2018. 172(12): p. 1187-1189.
82. de Carvalho, L.B., et al., Symptoms of sleep disorders and objective academic performance. Sleep Med, 2013. 14(9): p. 872-6.
83. Wheaton, A.G., et al., Short Sleep Duration Among Middle School and High School Students - United States, 2015. MMWR Morb Mortal Wkly Rep, 2018. 67(3): p. 85-90.
84. Kelly, Y., et al., Time for bed: associations with cognitive performance in 7-year-old children: a longitudinal population-based study. J Epidemiol Community Health, 2013. 67(11): p. 926-31.
85. Urbain, C., et al., Sleep in children triggers rapid reorganization of memory-related brain processes. Neuroimage, 2016. 134: p. 213-222.
86. Maric, A., et al., Insufficient sleep: Enhanced risk-seeking relates to low local sleep intensity. Ann Neurol, 2017. 82(3): p. 409-418.
87. Jamieson, D., et al., Investigating the links between adolescent sleep deprivation, fronto-limbic connectivity and the Onset of Mental Disorders: a review of the literature. Sleep Med, 2019. 66: p. 61-67.
88. Urrila, A.S., et al., Sleep habits, academic performance, and the adolescent brain structure. Sci Rep, 2017. 7: p. 41678.
89. Lipton, R.B., et al., Reduction in perceived stress as a migraine trigger: testing the "let-down headache" hypothesis. Neurology, 2014. 82(16): p. 1395-401.
90. Tepper, D., Sleep disorders and headache. Headache, 2015. 55(1): p. 209-10.
91. Brennan, K.C., et al., Sleep and headache. Semin Neurol, 2009. 29(4): p. 406-18.
92. Kim, J., et al., Excessive daytime sleepiness is associated with an exacerbation of migraine: A population-based study. J Headache Pain, 2016. 17(1): p. 62.
93. Alstadhaug, K.B., et al., Caffeine and Primary (Migraine) Headaches-Friend or Foe? Front Neurol, 2019. 10: p. 1275.
94. McAlpine, C.S., et al., Sleep modulates haematopoiesis and protects against atherosclerosis. Nature, 2019. 566(7744): p. 383-387.
95. Rechtschaffen, A., et al., Sleep deprivation in the rat: an update of the 1989 paper. Sleep, 2002. 25(1): p. 18-24.
96. Mansukhani, M.P., et al., Neurological Sleep Disorders and Blood Pressure: Current Evidence. Hypertension, 2019. 74(4): p. 726-732.
97. Calandra-Buonaura, G., et al., Cardiovascular autonomic dysfunctions and sleep disorders. Sleep Med Rev, 2016. 26: p. 43-56.
98. Mansukhani, M.P., et al., Apneic Sleep, Insufficient Sleep, and Hypertension. Hypertension, 2019. 73(4): p. 744-756.
99. Mansukhani, M.P., et al., Hypertension and Cognitive Decline: Implications of Obstructive Sleep Apnea. Front Cardiovasc Med, 2019. 6: p. 96.
100. Merlino, G., et al., Daytime sleepiness is associated with dementia and cognitive decline in older Italian adults: a population-based study. Sleep Med, 2010. 11(4): p. 372-7.

101. Alstadhaug, K., et al., Insomnia and circadian variation of attacks in episodic migraine. Headache, 2007. 47(8): p. 1184-8.
102. Hand, L.E., et al., The circadian clock regulates inflammatory arthritis. Faseb j, 2016. 30(11): p. 3759-3770.
103. Wei, Y., et al., Insomnia Really Hurts: Effect of a Bad Night's Sleep on Pain Increases With Insomnia Severity. Front Psychiatry, 2018. 9: p. 377.
104. Krause, A.J., et al., The Pain of Sleep Loss: A Brain Characterization in Humans. J Neurosci, 2019. 39(12): p. 2291-2300.
105. Finan, P.H., et al., The association of sleep and pain: an update and a path forward. J Pain, 2013. 14(12): p. 1539-52.
106. Whibley, D., et al., Sleep and Pain: A Systematic Review of Studies of Mediation. Clin J Pain, 2019. 35(6): p. 544-558.
107. Kc, R., et al., Environmental disruption of circadian rhythm predisposes mice to osteoarthritis-like changes in knee joint. J Cell Physiol, 2015. 230(9): p. 2174-2183.
108. Kundermann, B., et al., Sleep deprivation affects thermal pain thresholds but not somatosensory thresholds in healthy volunteers. Psychosom Med, 2004. 66(6): p. 932-7.
109. Holth, J.K., et al., The sleep-wake cycle regulates brain interstitial fluid tau in mice and CSF tau in humans. Science, 2019. 363(6429): p. 880-884.
110. Xie, L., et al., Sleep drives metabolite clearance from the adult brain. Science, 2013. 342(6156): p. 373-7.
111. Bubu, O.M., et al., Sleep, Cognitive impairment, and Alzheimer's disease: A Systematic Review and Meta-Analysis. Sleep, 2017. 40(1).
112. Sawangjit, A., et al., The hippocampus is crucial for forming non-hippocampal long-term memory during sleep. Nature, 2018. 564(7734): p. 109-113.
113. Fultz, N.E., et al., Coupled electrophysiological, hemodynamic, and cerebrospinal fluid oscillations in human sleep. Science, 2019. 366(6465): p. 628-631.
114. Grubb, S., et al., Deep sleep drives brain fluid oscillations. Science, 2019. 366(6465): p. 572-573.
115. Booker, L.A., et al., Individual vulnerability to insomnia, excessive sleepiness and shift work disorder amongst healthcare shift workers. A systematic review. Sleep Med Rev, 2018. 41: p. 220-233.
116. Ganesan, S., et al., The Impact of Shift Work on Sleep, Alertness and Performance in Healthcare Workers. Sci Rep, 2019. 9(1): p. 4635.
117. Buchvold, H.V., et al., Shift Work and Lifestyle Factors: A 6-Year Follow-Up Study Among Nurses. Front Public Health, 2019. 7: p. 281.

國家圖書館出版品預行編目資料

腦科學博士的高效入眠法：結合睡眠科學+ASMR聽覺療癒，讓你心安好睡 / 鄭淳予著. -- 初版. --
臺北市：三采文化, 2020.02
面； 公分. -- (三采健康館；142)
ISBN 978-957-658-310-0（平裝）

1. 睡眠 2. 失眠症 3. 健康法

411.77 109000970

個人健康情形因年齡、性別、病史和特殊情況而異，本書提供科學、保健或健康資訊與新知，非治療方法，建議您若有任何不適，仍應諮詢專業醫師之診斷與治療。

◎封面圖片提供：
iStock.com / Meranna
◎內頁圖片提供：
Anna Minkina / Shutterstock.com
iStock.com / rendixalextian
iStock.com / Archv

suncolor 三采文化集團

三采健康館 142

腦科學博士的高效入眠法

結合睡眠科學＋ASMR 聽覺療癒，讓你心安好睡

作者｜鄭淳予
副總編輯｜郭玫禎　文獻整理及查核｜謝緒聯、謝劭玟、汪雅惠
美術主編｜藍秀婷　封面設計｜李蕙雲
內頁排版｜周惠敏　行銷經理｜張育珊

發行人｜張輝明　總編輯｜曾雅青　發行所｜三采文化股份有限公司
地址｜台北市內湖區瑞光路 513 巷 33 號 8 樓
傳訊｜TEL:8797-1234　FAX:8797-1688　網址｜www.suncolor.com.tw
郵政劃撥｜帳號：14319060　戶名：三采文化股份有限公司
初版發行｜2020 年 2 月 27 日　定價｜NT$360
2刷｜2020 年 3 月 20 日

suncolor